指導救命士必携

救急隊員のための研究実践ガイドブック

監修 **坂本哲也**
帝京大学医学部附属病院病院長・救急医学主任教授

中原慎二
神奈川県立保健福祉大学大学院ヘルスイノベーション研究科教授

市川政雄
筑波大学医学医療系国際社会医学分野教授

著 **高山祐輔**
帝京大学医療技術学部スポーツ医療学科救急救命士コース講師

晴れ書房

はじめに

「理論なき実践は盲目であり，実践なき理論は空虚である」（クルト・レヴィン）。

　日本の救急業務は横浜市にはじまり，1963年（昭和38年）には法制化された。これ以降，現在に至るまで，病院前救護分野には，救急隊員によって膨大な「経験」が蓄積され，その「経験」が今日の病院前救護の礎をなしていることに疑いの余地はない。

　その一方，時代の移り変わりとともに，医療には「エビデンス」が求められるようになった。例外ではなく病院前救護にも，これまで蓄積してきた「経験」に加えて「エビデンス」の蓄積が求められている。

　科学的な手法によって導かれた「エビデンス」を蓄積することの目的は，現場の疑問・問題の解決である。現場には多くの疑問・問題が存在しているが，これまで解決のための意思決定は「経験」に頼るしかなかった。しかし，「経験」は意思決定の根拠としては不十分である。ここに「エビデンス」を蓄積することでより合理的な意思決定を得ることができる。

　しかし，今日まで病院前救護に関わる「エビデンス」はほとんど蓄積されてこなかった。救急隊員は，研究の手法について学ぶ機会に恵まれず，研究という術を身につけてこなかったためである。皮肉なことに，救急隊員は現場にある「問い」の本質を唯一知る存在でありながら，病院前救護に関わる研究の実践は外部に依存するしかなかったのである。

　そこで筆者は，本書を救急隊員が自ら研究を行う際に使用する研究実践ガイドブックであると同時に専門書への導入本と位置づけている。したがって，本書で扱う内容は，研究を行ううえで知っておくべき必要最低限としているが，特に重要となる"核の要素"は網羅しており，わかりやすい解説を心がけている。また，本書の構成は実際に研究を行う際の順序に従っている。

　しかしながら，本書を通読し内容を完全に理解したとしても，すぐに研究が行えるようにはなるわけではない。それはJPTECのテキストの内容を完全に理解したとしても，すぐには外傷の現場活動ができないのと同じことである。では，どうすれば研究を行えるようになるのか。それは，実践あるのみである。本書を片手に，共同研究者とともに研究を実践していくことが重要である。

　本書が，病院前救護分野における「エビデンス」の蓄積の一助になることを願ってやまない。

2020年9月

高山　祐輔

§ もくじ §

研究をはじめる前に

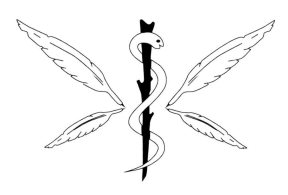

●▶ 序 章 ◀●

≫▶経験と科学の間

　わが国の病院前救護分野には豊富な経験が蓄積されています。この豊富な経験が，これまでの病院前救護を支えてきたことは間違いありません。全国の消防本部ではすでに大量退職の時代に突入しており，「知識と技術の伝承」を合言葉に，ベテラン救急隊員から若手救急隊員へ多くの知識や技術が伝えられています。病院前救護分野における経験は，貴重な財産です。

　一方，この分野におけるエビデンスは不足しています。このことが指摘されるようになったのは，ここ10年程度のことです。「根拠に基づく医療＝Evidence Based Medicine（EBM）」という言葉を頻繁に聞くようになったことからもわかるとおり，医療全体がエビデンスを求められるようになったことに大きく影響を受けています。エビデンスを得る営みこそが研究であり，今，この分野における研究の実践が求められています。

≫▶ 経験から生まれるエビデンス

　病院前救護分野が成熟するためには経験とエビデンスの両方が必要です。自転車で例えれば，前輪と後輪のようなものです（図1）。病院前救護という分野がより成熟するためには両輪をつけて前進する必要があり，そのためには両輪をバランスよく備えなくてはなりません。片方の車輪だけでは自転車は前へ進みません。

「経験はエビデンスよりも価値がなく劣る」と考えられることがありますが，それは誤りです。その理由は，エビデンスが生まれるまでとその後の過程にあります（図2）。エビデンスが生まれるまでの過程を遡って考えてみると次のようです。

　　①経験を通じた「問い」が生まれる。

　　②その「問い」の答えを導き出すための研究が行われる。

　　③研究を通じて「エビデンス」が生まれる。

　　④生まれた「エビデンス」を現場に還元する。

　エビデンスを得るための意義深い研究は，経験に基づく「問い」から生まれるので，十分な経験が蓄積されていることは研究を実践するうえで非常に重要なことです。

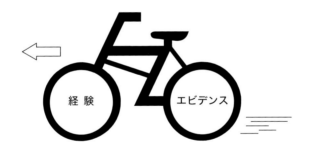

図1　経験とエビデンスは自転車の前輪と後輪

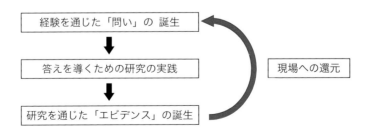

図2　エビデンスが生まれるまでとその後の過程

≫なぜ，経験だけではだめなのか

エビデンスを得るまでの過程で経験が重要な役割を果たすことは，すでに説明しました。しかし，本書の冒頭でも触れたとおり，経験だけでは病院前救護分野は成熟しません。その理由は，経験に基づく主張は主観的になりやすく，エビデンス（科学的手法によって導かれた場合）に基づく主張は客観的といえるからです。経験にのみ基づいて自分以外の人に何かを主張しようとする場合，それは単に押しつけることになりかねず，客観性を欠いていれば説得力は低くなります。一方，正しく導かれたエビデンスに基づいて主張する場合は，経験では得られない理論を伴い，説得力が高くなります（表1）。

表1　経験と研究の性格

	経　験	エビデンス
性　質	主観的	客観的
判断根拠	直感・感覚	理論
考え方	信じる・感じる	論理的吟味
根拠の説明	説明できない	説明できる
説得力	低い	高い

≫救急隊員が研究を行う意義

救急隊員は病院前救護の現場を知る唯一の存在です。その救急隊員が研究を行うことの意義は非常に深いのです。その理由は，現場を知らなければ，問題を問題として認識することができず，さらに，問題の重要度（優先順位）の判断，問題解決のための合理的な情報収集ができないからです。また，経験を通じて生まれる「問い」は，そのまま研究における「研究課題（テーマ）」になります。詳しくは後述しますが，研究の良し悪しは「研究課題」が適切に設定されているか否かにかかっています。つまり，病院前救護の現場を知る救急隊員はこの分野における適切な「研究課題」を見つけるチャンスをもち，研究を通じて，価値あるエビデンスを生むことができる唯一の存在です。それは救急隊員の権利であり責務と言っても過言ではありません。

≫共同研究者という仲間を見つける

研究は1人ではできません。世の中には多くの研究者がいますが，研究をすべて1人で行っている人は少なく，ほとんどは複数の共同研究者とともに研究を行っています。特に，初めて研究をはじめようとする人にとっては，共同研究者の重要性は

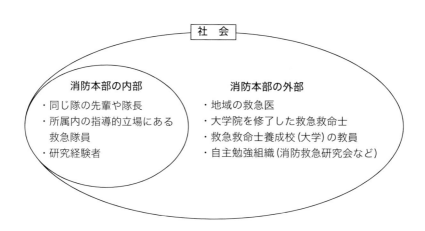

図3　共同研究者になり得る人

さらに大きくなります（特に指導者）。共同研究者には，研究を分担する人だけでなく，研究を指導してくれる人なども含まれます。オリンピックで金メダルを取るようなトップアスリートでも，必ずチームで闘っていますが，研究もそれと同じことです。

　では，これから研究をはじめる救急隊員は，共同研究者として，どのような人たちとチームを組めばよいのでしょうか？── 所属の内部・外部にはその候補になり得る人たちが多くいます（図3）。初めて研究を行うのであれば，所属内の人だけではなく，外部の共同研究者も見つけ，チームを組むことをお勧めします。また，共同研究者を探す前に，自分のアイデアを書面（研究概要または研究計画書）に簡潔にまとめた文書を準備してください。口頭だけでは研究の意図は伝わりませんので，文書をもとに意見交換し，研究の意義について十分に話しあいながら共同研究者を探すようにします。

　所属の内部から共同研究者を探す場合，研究を実施した経験がある同僚がいれば，その人に相談することをお勧めします。また，研究を実践するとなれば，所属名を出して調査をしたり所属のデータを使用したりすることになるので，所属長や救急業務の主管課にも研究の趣旨を十分に伝えて，理解を得ておくことが必要です。所属の理解が得られなければ研究の実施は困難であり，非常に重要です。

　所属の外部から共同研究者を探す場合，その筆頭は，地域メディカルコントロール協議会の医師です。医師は研究を実施した経験をもつ人が多く，特に地域メディカルコントロール協議会の医師は病院前救護についても理解があるので心強い共同研究者になり得ます。消防本部を通じて，あるいは，検証会のときなどに自分で医師に相談するのもよいと思います。いずれにしても十分な時間の中で研究の内容を記載した

文書とともに相談する環境を作ってください。病院の医師を共同研究者として迎え，消防本部と病院の共同研究という形をとることができれば，大きなメリットが期待できます（**表2**）。地域メディカルコントロール協議会以外にも，共同研究者になり得る人が多くいます。あなたが救急救命士の民間養成校（大学）の卒業生であれば，その教員が協力してくれる可能性もあります。

表2　病院との共同研究を行うことで期待できるメリット（例）

・共同研究者として，医学的な観点からの意見を得られる。
・病院保有データの使用が可能になる。
・有料の論文検索サイトを使用できる。
・倫理審査を受けられる。
・研究全般におけるサポートを受けられる。

※いずれも必ずしも得られるというわけではない。

また，筆者が代表を務める消防救急研究会は，研究に興味をもつ全国の現職消防職員が会員になっており，日々，研究のやり方に関する勉強会を開催しています。さらに，会員から寄せられる研究の相談にも応じています（会員数：162人，2020年7月13日現在）。

いずれにしても，共同研究者を見つけ，1人で研究をはじめることがないようにしてください。

Point

1. エビデンスとは，経験を通じた「問い」から生まれる。
2. 経験とエビデンスはどちらも重要である。
3. 研究は共同研究者とともに行う。

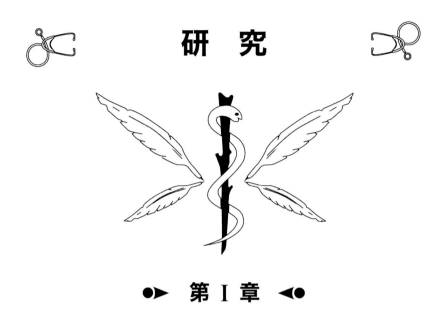

研 究

►► 第 I 章 ◄◄

---

1 研究とは何か

　「研究」という言葉は日常的にも聞く言葉ですが，ここで改めてその意味を考えてみます。米国で最も歴史のある辞典の1つである『メリアム・ウェブスター英英辞典』によると，

「研究とは，ある物事に関して新しいことを発見し報告すること」

とあります。明快な定義だと思います。

　「新しいことの発見」とは，新たな知識の発見に留まりません。科学的手法を用いて個人の手技や隊活動を評価することにも新たな発見はあり，それも研究と言えます。

　近年，救急隊員の間でも研究について関心が高まっていますが，同時に，研究は「難しい」「統計ができないと研究はできない」といったマイナスの（時に誤った）イメージが定着しつつあるのも事実です。

　しかし，先ほど紹介した『メリアム・ウェブスター英英辞典』における研究の定義には，そのようなことは一切書かれていません。難しく考えすぎず研究にチャレンジ

しましょう。

② 研究の種類

「研究」とは，その性格によって基礎的研究，実践的研究に大きく分かれます。基礎的研究の目的は，知的資産の蓄積です。したがって，得られた知的資産はそれ単体では現場で意味をもたない場合もあります。一方，実践的研究の目的は，現実に起きている問題の解決（またはその一助となること）です。実践的研究の成果は，この目的を達成しなければ意味をもちません **(図4)**。

　本書で扱う「研究」とは，実践的研究です。分野によってさまざまな種類の研究があり，分類の仕方もさまざまです。本書では，研究のなかで扱うデータの種類によって研究を量的研究と質的研究に分類し，病院前救護分野での実施が期待される量的研究を中心に紹介します。

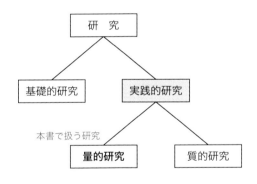

図4　研究の種類

(1) 量的研究

　量的研究とは，数値化された多くのデータを分析する研究で，データから全体の傾向を捉える研究です。

　救急隊員には，各消防本部に蓄積された大量の救急活動データを使った研究の実践が期待されており，このことからも救急隊員には量的研究の実践が想定されます。

　病院前救護分野における代表的な量的研究として，ウツタインデータ（心肺停止事案に関するデータ）を使用した研究があります。ウツタインデータには，事案の時間経過や傷病者の初期心電図波形，バイスタンダーによる応急手当，救急救命士による救急救命処置などの情報が含まれます。全国の消防本部から収集したウツタインデータの分析から，心肺停止事案ではバイスタンダーによる胸骨圧迫の実施や

AEDの使用が，傷病者の予後に影響を与えることがわかりました。

　①長　所：データが数値化されているため理解しやすい

　②短　所：数値化できないデータは分析できない

(2) 質的研究

　質的研究とは，数値化できないデータを分析する研究です。

　質的研究は看護分野で盛んに行われており，例えば，面接調査（個人または集団）を行って，回答者の発言の内容から，背景にある考え方を分析したりします。質的研究は，数値化できないデータの分析を可能にするので，量的研究と質的研究を合わせた混合研究も存在します。

3 研究の5段階

　ここまでで，研究がどのようなものかは理解できたと思いますが，実際に研究を行おうとした場合，何からはじめて，どこまでやればよいのでしょうか。

　明確な決まりはありませんが，大まかに分けると，次の5つの段階に分かれます。

　STEP ①：研究課題を設定する。

　STEP ②：研究計画を作成する。

　STEP ③：研究計画に沿った研究を実施する。

　STEP ④：研究終了後，研究で得られた成果を学会発表または論文執筆のいずれかで報告する。

　STEP ⑤：アウトリーチ活動を行う。

■ アウトリーチ活動

アウトリーチ活動は馴染みがないと思いますので少しだけ説明を加えます。

アウトリーチ活動とは，病院前救護分野全体や社会に対して研究の成果を普及させるための活動です。研究の成果は，現場に還元されて初めて意味をもちます。素晴らしい研究の成果が得られたとしても，それが研究者のなかだけで抱え込まれていれば，せっかくの研究の成果も意味がありません。例えば，あなたが研究の成果を学会発表したり学会雑誌に投稿した場合，その成果を知ることができるのは学会に参加したり，学会雑誌を購読する救急隊員のみです。

では，それ以外の救急隊員にも研究の成果を届けたい場合，どうしたらよいでしょうか？　多くの救急隊員が購読しているような病院前救護分野の専門雑誌「プレホスピタル・ケア」（東京法令出版），「近代消防」（近代消防社）などへ投稿すれば，

より多くの救急隊員に研究の成果を届けることができます（勤務中，専門雑誌を何気なく手にとって読んだことがある経験をおもちの人は多いと思う）。また，報道機関や市報に情報提供し，インターネットニュースや新聞で取りあげてもらえれば，研究成果はさらに多くの救急隊員の目に触れることになります。この場合，一般市民に研究の成果を届けることも可能になります。これらはすべてアウトリーチ活動であり，ここまでやってはじめて研究は完結します。

Point

1. 研究とは，新しいことを発見し報告することである。
2. 研究は，基礎的研究と実践的研究に大別され，実践的研究は量的研究と質的研究に分かれる。
3. 研究は，
    STEP①：研究課題の設定
    STEP②：研究計画の作成
    STEP③：研究の実施
    STEP④：報 告
    STEP⑤：アウトリーチ活動
    の5段階で完結する。

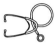

研究課題の設定

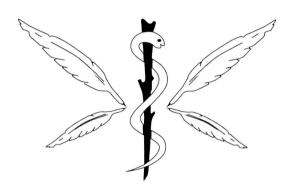

►► 第 II 章 ◄◄

---

1 研究課題が研究の良し悪しを決める

　研究の良し悪しは，適切に研究課題が設定されているかどうかに大きく左右されます。新しいことを発見し，報告しさえすれば必ず良い研究になるかといえば，そうではありません。例えば，救急救命士のあなたが，「自分の 1 年間の静脈路確保成功率はどのくらいか？」という研究課題を設定し，50％であったことを報告した場合，これは研究になるでしょうか？　確かに，これはあなた以外の誰もが知り得ない新しいことですが，研究にはなりません。その理由は，研究課題が備えるべき要件をまったく満たしていないからです。

2 研究課題が備えるべき 5 つの要件——FINER

　研究課題が備えるべき要件は 5 つであり，その頭文字をとって「FINER」として知られています。
　(1)実現可能性（Feasible），(2)科学的興味深さ（Interesting），(3)新規性（Novel），

(4)倫理性（Ethical），(5)必要性（Relevant）の5つです **（表3）**。

表3　研究課題が備えるべき要件：FINER

F：Feasible （実現可能性）	調査対象者数・かかる費用など，現実的に可能な範囲か
I：Interesting （科学的興味深さ）	研究課題が単に個人的な興味ではなく，分野全体にとって興味深いか
N：Novel （新規性）	すでに他の誰かが行った研究ではないか
E：Ethical （倫理性）	対象者へのリスクについて十分に配慮されているか
R：Relevant （必要性）	その研究が分野の発展にどのように貢献し得るか

(1) 実現可能性（Feasible）

　計画した研究は，現実的に実現可能でなければなりません。どんなに興味深く素晴らしい研究課題であっても，実現可能性が低ければそれは良い研究課題にはなり得ません。例えば，研究を実施するために膨大な人数の調査対象者や資金，長い期間を必要とするような研究課題は実現可能性が低くなります。

(2) 科学的興味深さ（Interesting）

　研究課題は，単に個人的興味にのみ基づいたものであってはなりません。研究課題は，病院前救護分野にとって興味深いものでなければなりません。もし，個人的興味を満たすためだけの研究課題を設定し研究が行われた場合，結果は個人にとってのみ価値があるということになります。言い換えれば自己満足です。研究課題は，個人的にも興味があり，かつ，病院前救護分野にとっても興味深いものでなければなりません。

(3) 新規性（Novel）

　研究課題は，他の誰かによってすでに明らかにされたものであってはなりません。すべてとは言わないまでも，一部分はこれまでに明らかにされていない新しい部分を含む必要があります。また，新しさにもいろいろあり，視点（理論）が新しい，研究対象が新しい，研究手法が新しいなど7つの種類があります。
　①新しいアプローチ：研究課題に対する新しい視点
　②未開拓な領域：これまでに研究されてこなかった領域

③新しいトピック：着目したトピックの新しさ

④新しい理論：これまでに別のものとされていた考えを統合して新たな理論を作る

⑤新しい方法：先行研究とは異なる研究デザイン・研究対象・測定ツールなどによる研究

⑥新しいデータ：これまで存在しなかったデータ，存在はしたが使用されてこなかったデータを用いた研究

⑦新しい結果：先行研究とは異なる結果

　自分の設定している研究課題に新規性があるかどうかは，先行研究を調べる必要があります。先行研究の調べ方は後述します。

　新規性については，筆者も思い入れがあります。日本を代表する国立大学の教授の元へ研究の相談に訪れたときのことです。当時，興味をもっていた研究課題の重要性を一通り説明し終わった後，その教授の第1声は「世界の誰かがすでにやっていませんか？」でした。当時，筆者は国内の先行研究しか調べていなかったため，この教授の言葉を聞いた瞬間，稲妻に撃たれたかのような衝撃を受けたことを覚えています。

(4) 倫理性（Ethical）

　人に関わる研究を行ううえで，倫理は無視できません。倫理とは，人が踏むべき道理です。どんなに興味深い研究課題だとしても，研究対象者の心身を危険にさらしたり，プライバシーを傷つけるような非倫理的な研究課題は許容されません。

(5) 必要性（Relevant）

　研究の成果が病院前救護分野の発展にどのように貢献するかを考えなければなりません。設定した研究課題への答えが得られたとき，「それが何の役に立つのか？」という問いを，研究を開始する前に自分に投げかけ，一言で答えられるようにじっくりと考えてください。

３ 研究課題のなかにある関連を考える

　研究課題に対する答えを導きだすということは，研究課題のなかに含まれる2つの要因の関連を発見するということです。2つの要因のうち，どちらか一方が先に発生し，他方がその後に発生するような場合，前者を予測因子，後者を結果因子といいます。予測因子のことを曝露因子，独立変数，また，結果因子のことをアウトカム，

従属変数と表現する場合もありますが，意味は同じです。研究課題に含まれる関連を考えるときには，2つの要因について（何が予測因子で何が結果因子か）考えることが重要です。例えば，「救急隊員は腰痛の予防策として筋トレをやったほうがよいのではないか？」という問いをもったとします。このとき，研究課題とそのなかに含まれる予測因子と結果因子の関連は次のとおりです。

▶ **研究課題**

救急隊員が，毎当番日の夜に腰部の筋力トレーニングを行うと，腰痛の発生率が下がるのではないか？

▶ **研究課題のなかに含まれる関連**

予測因子：腰部の筋力トレーニング

結果因子：腰痛

4 過去の論文をどのように探すか

前述のとおり，研究課題が新規性を含んでいるかどうかは，これまでに論文として発表された先行研究を調べる必要があります。近年では，インターネットサービスを使用した論文検索が一般的です（**表4**）。論文の検索は，タイトルやキーワードから探すことになりますが，いずれの検索サービスも有料のものが多く，使いにくさは否めません。

しかし，国立研究開発法人科学技術振興機構が構築した「科学技術情報発信・流通総合システム（J-STAGE）」は，ほとんどの資料が無料で閲覧できるので，比較的使用しやすいと思います。J-STAGEには国内の学会雑誌や資料が多く収録されており，その学会雑誌の中に掲載されている論文を無料で閲覧できます（J-STAGE全収録資料数：3,107誌，2020年7月13日現在）。J-STAGEの学会雑誌検索で「救急」のキーワードで検索すると，日本臨床救急医学会，日本救急医学会，日本救急医学会関東地方会などの学会雑誌がヒットします。

その他，日本語の医学系論文の検索では医学中央雑誌刊行会が運営する論文検索「医中誌Web」，医学以外の論文検索では国立情報学研究所が運営する「CiNii（サイニィ）」などがあります。

論文を含む資料検索では国立国会図書館や大学附属図書館も利用可能です。大学附属図書館によっては，資料検索などのサービスを学外者にも開放している機関もあり，資料検索について図書館のカウンターでアドバイスを受けることもできます（ただし，学外者の利用を禁止している大学もあります）。

「学術機関リポジトリ」というサービスを利用して大学内の資料をインターネット経由で検索することもできます。

米国Google社が提供する論文検索「Google Scholar（グーグル・スカラー）」では，日本語と英語で論文を検索することができます。検索結果は，他の論文で引用された回数が多い順に表示されます。無料で使用できますので，お勧めのツールです。

英語の医学系論文の検索は，米国国立医学図書館〔National Library of Medicine（NLM）〕の国立生物工学情報センター〔National Center for Biotechnology Information（NCBI）〕が運営する「PubMed」がよく使用されます。PubMedで検索した論文の中で「Free Article」と書かれている論文は無料で閲覧できます。

表4　論文検索サイト（例）

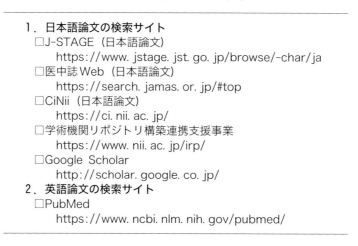

1．**日本語論文の検索サイト**
　□J-STAGE（日本語論文）
　　　https://www. jstage. jst. go. jp/browse/-char/ja
　□医中誌Web（日本語論文）
　　　https://search. jamas. or. jp/#top
　□CiNii（日本語論文）
　　　https://ci. nii. ac. jp/
　□学術機関リポジトリ構築連携支援事業
　　　https://www. nii. ac. jp/irp/
　□Google Scholar
　　　http://scholar. google. co. jp/
2．**英語論文の検索サイト**
　□PubMed
　　　https://www. ncbi. nlm. nih. gov/pubmed/

5　2つの視点で研究課題を掘り下げる

FINERの要件を満たした後，研究課題をさらに掘り下げて考える必要があります。そのときの視点は次の2つです。

①**どこまで明らかにされているか？**

設定しようとしている研究課題が，過去に行われた研究によってどこまで明らかにされていて，どこから明らかにされていないのかを考える必要があります。その境界線が明確になれば，おのずと研究の目的が明確になります。

②**明らかにされていないことで何が問題か？**

研究課題について，明らかにされていない部分が明確になったとき，そのような

部分が存在することで何が問題なのかを考えます。問題がなければ，それは追求する必要性がない部分である可能性があります。

Point

1. 研究課題の良し悪しが研究の質を決める。
2. 研究課題が備えるべき5つの要件は"FINER"。
3. 研究課題に含まれる関連を考える。
4. 研究課題について明らかにされていることと明らかにされていないことの境界線を明確にする。

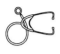

研究計画

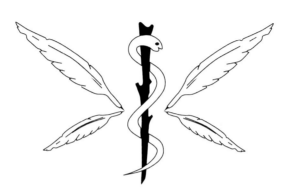

◗► 第Ⅲ章 ◄◖

---

1 研究課題と研究計画をつなぐ "PECO"

　研究課題に対する答えを導き出すためには，綿密に計画された研究計画が必要です。しかし，研究計画を作る前に，まずは頭の中のアイデアを整理する作業を行います。その作業には「PECO」というテンプレートを使います。このテンプレートを使って研究課題を具体的にし，研究計画を作ります。

■PECO

研究対象のうち（Participants），予測因子をもった集団は（Exposure），予測因子をもたなかった集団と比較して（Comparison），結果因子がどのように変わるか（Outcome），という感じです。例えば，「心肺停止事案では，傷病者の予後はバイスタンダーによるCPRの有無によって影響を受けるのではないか？」という研究課題を設定したとします。この研究課題をPECOに当てはめて考えると，心肺停止傷病者は（Participants），バイスタンダーによってCPRが行われると（Exposure），行われなかった場合と比較して（Comparison），予後が改善するか（Outcome），

16

表5 研究の大枠を決めるテンプレート(観察研究用):PECO

PECO	具体例
Participants(対象者) 　→誰に対して	Participants(対象者) 　→心肺停止傷病者
Exposure(予測因子) 　→何が起こったら,何があれば	Exposure(予測因子) 　→バイスタンダーCPRあり
Comparison(比較) 　→予測因子がない場合と比較して	Comparison(比較) 　→バイスタンダーCPRなし
Outcome(結果因子) 　→どのような結果を得るか	Outcome(結果因子) 　→予後の改善

となります**(表5)**。

EとCでは,対象を予測因子の有無で2つに分けて比較をしています。しかし,研究課題によって予測因子を「ありorなし」に分けられない場合(連続的に変化する場合)は,無理にEとCに当てはめて考えなくても,文章として整理しても構いません。例えば,「市内において,気温が上昇すると熱中症傷病者の数が増えるか?」という研究課題の場合,市内では(Participants),気温が上昇すると(ExposureとComparison),熱中症傷病者の数が増加するか(Outcome),のように文章でアイデアを整理します。

2 研究計画書の作成

　PECOのテンプレートを使って研究の全体像を整理したら,それを基に研究計画を作ります**(表6)**。大きく分けるとタイトル,はじめに(背景と目的),方法の3つです。

1. タイトル

　タイトルは短く,かつ研究の重要な要素をすべて含むようにつけます。

　これは簡単なようで非常に難しいことです。研究の重要な要素として対象者,予測因子,結果因子,研究デザインなどを含めるとタイトルから研究の内容を想像しやすくなります。

　研究計画書のタイトルは,そのまま論文や学会発表のタイトルとして使うことができます。よく「○○の検討」という発表のタイトルを見かけますが,研究で検討(考察)するのは当たり前のことでタイトルとしてはふさわしくありません。タイトルに

表6　研究計画の骨格

項　目		ポイント
1. タイトル		タイトルからどのような研究かが連想できるようにつける
2. はじめに	背　景	研究課題の重要性，研究課題について何が明らかにされていて何が明らかにされていないのか
	目　的	何を明らかにしようとしているのか
3. 方　法	研究デザイン	適した研究デザインを選択
	対　象	母集団の定義づけ，選択基準の決定，リクルート方法の決定
	データ収集	データの収集方法
	データ項目	基本属性，予測因子と結果因子，交絡因子など
	データ測定	選択した項目の測定方法
	統計解析	分析方法

は，どのように検討したのかということに関する要素が必要です。

2．はじめに（背景と目的）

　研究計画の段階でこの部分がしっかりと書かれていれば，研究終了後に論文を書くときにも幹の部分はそのまま使えるので，腰を据えて書きます（時間は結構かかる）。

　はじめに（背景と目的）では，この研究がいかに重要かを記述します。第Ⅱ章以降，現場の「問い」から「研究課題」を考え，研究課題をさらに掘り下げてきました。その過程を経て，あなたの研究の重要性は明確になっていると思いますので，それが伝わるように記述します。

　研究課題について，明らかにされていない部分が明確になっていれば，目的の設定は難しいことではありません。その部分のうち，どの部分を明らかにしたいかを決めれば，それがあなたの研究の目的となります（第Ⅶ章 p. 59参照）。

3．方　法

　方法の部分では，研究課題に対する答えを導き出すための方法について記述します。

(1) 研究デザイン
　研究デザインは研究の 要 です。救急活動でいえば活動方針にあたります。外傷の

18

事案において，ロードアンドゴーで活動するかどうかによって，考えることや行動のすべてが変わってくるのと同じことです。極めて重要なので研究デザインについてはページを割いて後述します（p.22）。

(2) 対 象

研究の対象としては，研究課題に対する答えを導くのにふさわしい人や事案を選択する必要があります。その際には次の3つの段階を踏む必要があります。

▶第1段階：母集団を明確にする

母集団は研究の目的によって変わります。例えば，全国の消防職員の血圧が知りたい場合は全国の消防職員が母集団です。関東地方の消防職員の血圧が知りたい場合は関東地方の消防職員が母集団です。あなたが所属する消防本部の職員の血圧が知りたい場合は所属の職員が母集団です。つまり，母集団を調査して得られる結果が本当に知りたい値（真の値）となりますが，通常，母集団は大きく，調査することができません（母集団のすべてを対象とした調査を全数調査または悉皆調査という）。そのため，母集団からサンプルを抽出して，サンプルから得られた値を基に母集団の値を推定する必要があります。母集団の値を正確に推定するためには，抽出したサンプルが偏りなく，母集団を再現するコピーのようになっていることが重要です。

先ほどの例と同様に，関東地方の消防職員の血圧を調査するとします。母集団は関東地方の消防本部に属する職員です。あなたが千葉県の消防本部に所属しているとして，あなたの消防本部の職員をサンプルとして抽出するとした場合，サンプルの決め方は適切でしょうか？ 関東地方の消防本部といっても，本部によって職員の平均年齢はさまざま，食事の内容（自炊，出前，栄養士の管理など）もさまざまのはずです。あなたが所属する消防本部の職員だけをサンプルとして抽出したのでは，このさまざまな母集団の状態を再現していません（コピーになっていない）。また，サンプルの数も重要であり，数が多いほど母集団のコピーに近づきます。

母集団を正確に推定するためのサンプルは，母集団の特徴を再現し，なおかつ十分な数であることが重要です。詳しくは第Ⅳ章で後述しますが，サンプルの抽出が不適切であれば，そのサンプルから得られたデータは大きな誤差を含んだものとなります。偏ったサンプルから得られた値は「系統誤差」を含み，数が少なすぎるサンプルから得られた値は「偶然誤差」を含むことになります。サンプルの抽出では，いかに系統誤差と偶然誤差を小さくするかが重要です。簡単では

ありませんが，2つの誤差を小さくする努力はしなければなりません。誤差を小さくする方法については第IV章で説明します。

▶第2段階：選択基準を決める

選択基準とは，調査対象に含める人の条件のことをいいます。選択基準は研究課題に沿って決める必要があります。例えば，消防職員のうちで交代制勤務に就く中年の職員の血圧を調査したい場合は，選択基準として「交代制勤務に就く職員」，「年齢が45歳以上」などの条件を設ける必要があります。選択基準を明確に決めずにすべての消防職員を対象として血圧の調査をすると，若い職員や毎日勤務に就く職員の血圧も調査することになり，調査結果は「交代制勤務に就く中年の職員の血圧」とはかけ離れてしまいます。このようなことが起こらないように選択基準は明確に定義します。

▶第3段階：リクルート方法を決める

リクルート方法とは，調査に参加する人を集める方法をいいます。リクルート方法が適切ではない場合，収集したデータは大きな誤差を含むことになります。例えば，市内在住の20歳から40歳までの男女（母集団）を対象としたアンケート調査を実施するとします。リクルート方法は，消防本部が町会を対象に行う防火指導に参加してくれた市民のうちの該当する人への協力依頼です。このようなリクルート方法は適切でしょうか？　もし，町会を対象とした防火指導に参加した人の多くが高齢者であり，20歳から40歳までの人の数が少なければ，サンプルとして得られる人数も少なく，本来はもっと多くいるはずの母集団のうちの，防火指導に参加した一部の人しか調査対象にすることができません。そうなれば，集めたデータは大きな誤差を含むことになってしまいます。この例では，消防本部や市の担当部局と協力してサンプルを母集団からランダムに抽出し，アンケート用紙を送付すれば，サンプルは母集団のコピーに近づく可能性が高くなります。

(3) データ収集

対象者のリクルート方法とも関連しますが，研究のなかで扱うデータをどのように収集するかを決めます。また，既存のデータベースを使う場合は，どのデータベースを使うかも明確にします。

(4) データ項目と測定

研究課題に合ったデータ項目を選定し正確に測定するためには，前述のとおり，

研究において何と何の関連に着目しているかを明確にする必要があります。例えば，増悪するショックを呈する傷病者の搬送事案において，「救急隊員が現場で静脈路確保をすれば，傷病者の予後は改善するか？」という研究課題を設定した場合，ここで着目しているのは「救急隊が行う静脈路確保」と「傷病者の予後」の関連に着目していることになります。

　着目する関連が明確になったら，次は関連を明らかにするためにどのようなデータを収集すべきかを決めます。この例では，少なくとも「救急隊が行う静脈路確保」と「傷病者の予後」に関するデータを収集しなければなりません。もちろん，実際に研究を行うときには基本属性（年齢，性別など）や交絡因子（後述）に関するデータも一緒に収集します。

　収集するデータ項目が決まったら，次はその項目の測定方法を考えます。測定方法を考えるときは，着目する現象をどれほど正確に反映しているか，ということがポイントです（すでに記録されているデータを使用するのであれば，そのデータが着目する現象をどれほど正確に反映しているか）。増悪するショックの傷病者に対して，病院に到着するまでの間に投与された「輸液の総量」に着目しているのであれば，「輸液の総量」をどれだけ正確に測定できるかがポイントです。この場合，処置を行った救急救命士がおおまかに「輸液の総量」を記録していれば，正確性は下がりますが，輸液ポンプを使って総量を測定していれば，正確性は高くなります。

　測定は，自ら考えた測定方法ではなく，すでに信頼性が証明されている既存の測定方法を使うようにしてください。筆者は以前に，高齢者介護施設に勤務する看護職が急変対応時に感じる「不安の強さ」について，アンケート調査のなかで測定しました。「不安の強さ」の測定は，単に5段階で測定したわけではなく，不安の測定方法として信頼性が証明されているSTAIという尺度を使用しました。先行研究を調べると，論文の中でそのような既存の測定方法についてが記載されているので，それを参考にします。

　PDCAサイクルを提唱したといわれる経営学のウィリアム・エドワーズ・デミング博士は，「定義できないものは，管理できない。管理できないものは，測定できない。測定できないものは，改善できない」というメッセージを残しています。データ測定についても同じことが言えるのかもしれません。

(5) 統計解析

　統計解析については第Ⅴ章で説明します。

3 研究デザイン

　量的研究にはいくつかの型があり，これを研究デザインといいます。研究デザインは，人為的な介入を伴うかそうでないかによって大きく2つに分かれます。人為的な介入を伴わない研究デザインを観察研究，介入を伴うものを介入研究といいます（病院前救護の分野では，主に観察研究の実践が想定されるので本書では観察研究のみを扱う）。

　観察研究とは，観察のみによって頻度や分布，関連を明らかにする研究デザインで，さらに5つの研究デザインに分かれます**（表7）**。いずれの研究デザインにも長所と短所があるので，研究の目的や段階に応じて適切な研究デザインを選択します。

　通常，初めて研究をはじめるときには記述研究から行います。その結果に基づいて，他の研究デザインで研究を続けるようにしますが，症例対照研究とコホート研究は，より専門的な知識がなければ実施は難しいため，適切な指導者がいない場合は実施はお勧めしません。本書では記述研究，地域相関研究，横断研究を中心に説明します。

表7　観察研究のデザインと概要

研究デザイン	特徴と例	利 点	欠 点
記述研究	現状をありのままに記述する 【例】男女別，年齢別，月別，都道府県別	──	──
地域相関研究	集団を単位として，予測因子と結果因子の関連を見る 【例】地域ごとの救急搬送件数と現場到着所要時間の関連	既存資料を用いることが多いため，比較的データを入手しやすい	集団単位で認められた関連が，個人単位では認められない
横断研究	個人を単位として，一時点における予測因子と結果因子の分布を見る 【例】所属する隊と筋力の分布	1. 調査期間が短く，経済的 2. 調査が比較的容易で，多くの対象者に対し，多くの要因に関する調査が可能	予測因子と結果因子の発生に関する時間関係が不明なため，因果関係の推測が困難
症例対照研究	結果因子によってグループ分けし，グループごとに過去における予測因子の有無を調べる 【例】腰痛(結果因子)を患っている救急隊員とそうでない救急隊員の過去の腰部筋力トレーニングの実施状況を調べる	短い期間で予測因子への曝露情報，結果因子の測定が可能	過去における予測因子への曝露の有無に関する情報は，記憶に基づく記録に頼るため信頼性に乏しい
コホート研究	予測因子の有無によってグループ分けし，一定期間追跡し，結果因子の発生を見る 【例】腰部筋力(予測因子)が強い救急隊員と弱い救急隊員を1年間追跡し，腰痛(結果因子)の発生を確認する	予測因子への曝露と結果因子の発生の時間関係が明確	結果因子の測定までに長い期間を要する

1. 記述研究

　集団における結果の発生頻度と分布を観察する研究で，量的研究の第一ステップとなる研究です。観察は，①誰が（年齢・性別など），②どこで（市区町村，都道府県，国など），③いつ（月・日・時間など）の3つの観点から行います。

■記述研究の例：救急搬送の状況
　「救急搬送」の発生頻度と分布を3つの観点から観察してみます（**図5〜8**）。
> **①誰が** ：年齢階級別の救急搬送人員数の円グラフ（**図5**）からは，多く救急搬送（結果）されているのは高齢者であることが読みとれます。別の例で，救急車で搬送された心肺機能停止傷病者の割合の円グラフ（**図6**）を性別で見ると，男性の割合がやや大きいことがわかります。
>
> **②どこで**：都道府県別の救急搬送人員数の棒グラフ（**図7**）からは，東京，神奈川，千葉，埼玉，愛知，大阪，福岡などの大都市で多い傾向にあることがわかります。
>
> **③いつ** ：月別の救急搬送人員数の棒グラフ（**図8**）からは，7〜8月と12〜1月に緩やかに増加していることがわかります。

　このように，シンプルに記述するだけでもいろいろなことがわかり，ここから研究課題につながるアイデアが生まれることもあります。

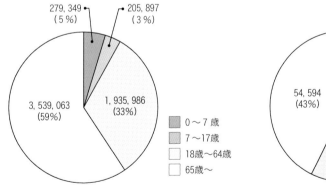
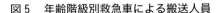
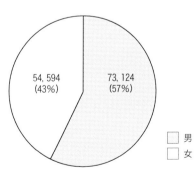

図5　年齢階級別救急車による搬送人員
〔総務省消防庁：令和元年救急・救助の現況.
　p.25（第29表），2019年より〕

図6　心肺機能停止傷病者の男女別人員
〔総務省消防庁：令和元年救急・救助の現況.
　p.83（第74表），2019年より〕

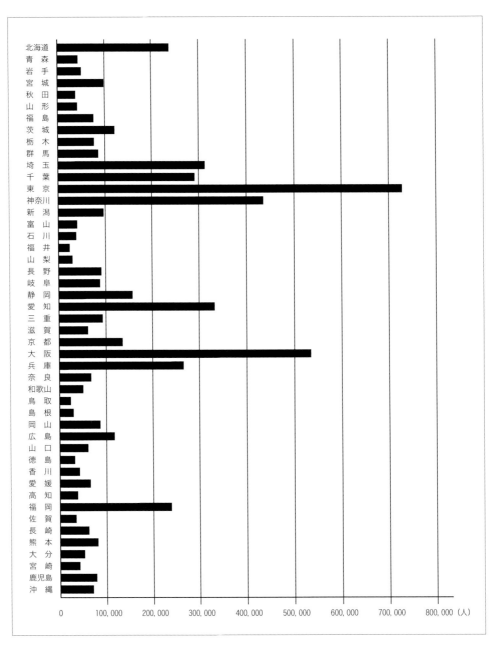

図7　救急車による都道府県別搬送人員数

〔総務省消防庁：令和元年救急・救助の現況．p.66（別表4），2019年より〕

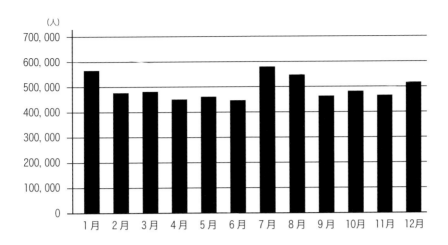

図8　救急車による月別搬送人員数

〔総務省消防庁：令和元年救急・救助の現況．p.34（第43表），2019年より〕

２．地域相関研究

　地域相関研究とは，分析の対象を個人ではなく地域や集団（国，都道府県，市町村，消防本部）とし，異なる地域や集団の間で予測因子と結果因子の関連を観察する研究デザインです。地域相関研究は，公開されている既存のデータを使用して行われることが多く，比較的データを入手しやすいことが利点です。病院前救護の分野に関する既存のデータとしては，総務省消防庁が毎年度発表している「救急・救助の現況」が利用可能です。この中には救急搬送に関する都道府県別のデータ（年齢階級，傷病程度など）が含まれています。その他，「政府統計の総合窓口（e-Stat）」には，国が集計している多くのデータが集約されています。ただし，e-Statには国が集計するすべてのデータが含まれているわけではないため，各省庁のホームページからデータベースをチェックすることもお勧めします。

　地域相関研究の例として，「救急・救助の現況」の中の「都道府県別の病院収容所要時間（入電から医師引継ぎまでの所要時間）」と医療施設調査の中の「病院数，年次・都道府県別」のデータを用いて，病院数と病院収容所要時間の関連を地域間で観察することができます。

　地域相関研究の欠点は，地域レベルで何らかの関連が観察されたとしても，その関連が個人（個別）レベルにも当てはまるわけではないということです。先ほどの例で考えれば，医療機関数が多い地域は病院収容所要時間が短いという関連が観察された場合でも，個々の事案レベルで観察すれば，医療機関数が多い地域でも病院収容所要

時間が長い事案もあり，地域レベルの関連が事案レベルでは当てはまらないことになります。

3．横断研究

　横断研究とは，ある一時点における予測因子と結果因子の分布を調査し，関連を調べる研究デザインです **(図9)**。1年間に出場した救急出場データの分析がこれにあたります。横断研究によって，着目している予測因子と結果因子の関連を発見できる場合がありますが，予測因子と結果因子のどちらが先に生じたかが不明なため，何らかの関連が観察されたとしても，それが因果関係（因果関係については第VI章参照）とは言えない（ことが多い）ことが横断研究の短所です。横断研究の例を見ていきます。

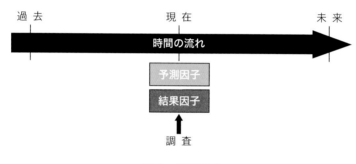

図9　横断研究

■ **横断研究の例：所属する隊と筋力の関連**
　□ **研究課題**：救助隊になるとベンチプレスの最大重量が重くなるか？
　□ **予測因子**：所属する隊
　□ **結果因子**：ベンチプレスの最大重量

　ある消防本部で，「救助隊になるとベンチプレスの最大重量が重くなるか？」という研究課題で，救助隊・救急隊各100人（計200人）を対象にアンケート調査を行ったとします。
　アンケート調査では，ベンチプレスで挙げられる最大重量と所属する隊についての情報を収集しました。調査結果は **表8** のようになりました。
　救助隊員は救急隊員よりも，より重い重量をベンチプレスで挙げられることがわかり，「所属する隊」と「ベンチプレス最大重量」の間には何らかの関連があることが読みとれます。

表8　ベンチプレスの最大重量と所属する隊の調査結果

	救助隊	救急隊
平均年齢 （歳）	35	35
男 性 　 （人）	100	100
平均身長 （cm）	188	170
平均体重 （kg）	80	65
平均体脂肪率 （%）	7	18
ベンチプレス最大重量	100	65

しかし，この関連が因果関係かはわかりません。その理由は次のとおりです。

　①救助隊（だから）→　ベンチプレスの最大重量が重い

　②ベンチプレスの最大重量が重い（だから）→　救助隊

上の説明は，どちらも意味がとおります。

①救助隊だから筋力トレーニングを積んで，ベンチプレスで重たい重量を挙げられるようになったという説明も意味が通じます。一方，②入職時からベンチプレスで重たい重量を挙げられ，体格が良かったから救助隊に抜擢されたという説明も意味がとおります。つまり，この例では「所属する隊」と「ベンチプレス最大重量」のどちらも予測因子または結果因子になる可能性（時間的な順序が逆転する可能性）があり，どちらか一方を予測因子であると決めることができません。

■ 横断研究で因果推論ができる場合

予測因子と結果因子の時間的な順序関係が明らかである場合，横断研究でも因果推論を行うことができます。例えば，心肺停止傷病者が発生した現場に居合わせた経験がある100人（バイスタンダーとなった経験のある人）を対象に，AED講習の受講経験と（現場における）AEDの使用状況についてアンケート調査を行ったとします。集計の結果は**表9**のようになりました。

表9　心肺停止傷病者が発生した現場に居合わせた経験がある100人の
AED講習受講経験とAED使用状況

	AED講習受講経験あり	AED講習受講経験なし
対象者数	50人	50人
AEDを使用した人数	40人（80%）	5人（10%）

この場合，「AED講習の受講」は 現場でAEDを使用する以前に生じていることが明らかで，時間的な順序は逆転し得ません。したがって，AED講習の受講経験とAEDの使用状況について因果推論する（AED講習を受講すると，AEDを使用しやすくなる）ことはできます。もちろん，AEDの受講経験以外にもAEDの使用に影響を与える要因はあるので，この結果をもって因果関係を証明することはできません。

因果関係については第Ⅵ章を「因果関係」を参照してください。

1. 研究課題をPECOのテンプレートにはめ込んで研究計画につなげる。
2. 研究計画は，①タイトル，②はじめに(背景と目的)，③方法の3要素からなる。
3. 研究デザインは人為的介入の有無で観察研究と介入研究に分かれる。
4. 観察研究はさらに5つのデザインに分かれる。

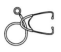

誤差と交絡

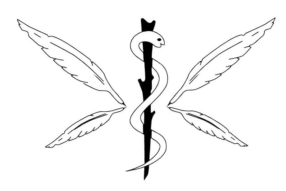

▶▶ 第 Ⅳ 章 ◀◀

1 誤 差

　第Ⅲ章（p.16）では母集団からのサンプルの抽出と，サンプルに含まれる誤差について触れました。サンプルに含まれる誤差を完全になくすことはできませんが，誤差はサンプルを適切に抽出することで小さくすることができます。誤差が小さいサンプルから得られた研究結果は，それだけ信頼性も高くなるので，**研究を計画する段階から可能なかぎり誤差を小さくする努力をしなければなりません**。データを収集してからでは誤差を小さくすることができません。また，誤差を小さくするためには，誤差がどういうものか，どのように発生するかを知らなければなりません。

　誤差には偶然誤差と系統誤差の2種類がありますが，両者の明確な違いは，扱うデータの数を増やすことで小さくできる誤差が偶然誤差，データの数を増やしても小さくできない誤差が系統誤差です**（図10）**。

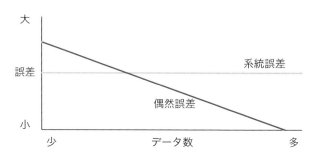

図10　偶然誤差・系統誤差とデータ数の関係

1. 偶然誤差

　偶然誤差とは，読んで字のとおり偶然に生じる誤差です。前述のとおり，偶然誤差は扱うデータの数を増やせば小さくできます。

　ここではコイントスを例に用いて説明します（コイントスの回数＝扱うデータの数だと思って読み進めてください）。コインには表と裏があり，コイントスで表が出る確率と裏が出る確率はそれぞれ50％です。理論上，コインを2回投げれば表と裏は1回ずつ出るはずです。4回投げれば2回ずつ，6回投げれば3回ずつになるはずです。しかし，実際にはそうはなりません**（表10）**。それは偶然誤差が含まれているからです。6回のコイントスでは回数が少ないため，偶然誤差はかなり大きくなりますが，回数を1,000回，10,000回と増やせば，表と裏が出る確率はそれぞれ理論上の確率（50％）に近づくことになり，このとき，偶然誤差が小さくなっているということを示しています。

　アンケート調査などでも同じことがいえます。救急救命士の処置範囲拡大に賛成かを問うアンケート調査を，10人に対して行った結果と10,000人に対して行った結果では，前者のほうが偶然誤差を大きく含んでいるので，信頼性は低くなります。

表10　コイントスで生じる偶然誤差の例

	コイントスの結果			
	理論上		実　際	
	表の回数	裏の回数	表の回数	裏の回数
2回投げたとき	1	1	2	0
4回投げたとき	2	2	1	3
6回投げたとき	3	3	2	4

2. 系統誤差 (=バイアス)

　系統誤差とは，原因を取り除かないかぎり，扱うデータの数を増やしても小さくすることができない誤差で原因はさまざまです。系統誤差は一般にバイアスといわれるので，本書でもバイアスという用語を使用します。

　バイアスには大きく分けると，選択バイアスと情報バイアスがあり，情報バイアスはさらに，想起バイアス，質問者バイアスなどに分かれます **(表11)**。一般的に，バイアスを含むデータのことを「バイアスがかかっている」と表現します。バイアスがかかったデータは偏ったデータになります。

表11　バイアスの種類

バイアスの種類		発生機序
選択バイアス		サンプルの選び方によって発生 ・母集団から特定の傾向をもつ対象のみをサンプルとして抽出 ・特定の傾向をもつ対象のみが除外された集団からサンプルを抽出
情報バイアス	想起バイアス	データを収集する過程で発生
	質問者バイアス	

A. 選択バイアス

　選択バイアスはサンプルの選び方によって発生し，母集団から，特定の傾向をもつ対象のみをサンプルとして抽出したり、特定の傾向をもつ対象のみが除外された集団からサンプルを抽出する場合に発生します。

　例えば，消防に所属する救急救命士を対象に，救急活動中に分娩介助を行った経験があるかどうかを調べる調査を実施するとします。データは，フェイスブック上で電子アンケートを拡散させて収集しました。ここで収集したデータは100人分でも1,000人分でも，そのデータには同程度の選択バイアスが含まれていると考えられます。

　この電子アンケートに回答した人はどのような傾向をもっているでしょうか？　フェイスブックを使っている人は比較的若い世代が多いと考えられます。つまり，フェイスブックを使って収集したデータは，「若い世代」という傾向をもった集団から収集したデータということになり，選択バイアスがかかっています。この方法で収集したデ

ータは，比較的経験が短い救急隊員（若い世代）の分娩介助経験が中心に反映され，経験が長い救急隊員の経験はあまり反映されないことが予想されます。このようにバイアスがかかると収集したデータに偏りが生じてしまいます。

　バイアスを小さくするためには，原因を取り除くしかありません。先ほどの例では，データの収集に「フェイスブックを使用した」ということが選択バイアスの原因であるので，データの収集方法を変える必要があります（「電子アンケート」も，調査対象を若い世代に絞ってしまう原因になり得る）。

■ 選択バイアスをどのように小さくするか

　繰り返しになりますが，選択バイアスは特定の傾向をもつ対象や，そのような対象を除外してサンプルを抽出することで発生します。したがって，選択バイアスを小さくするためには，そうならないようにサンプルを抽出すればよいわけで，具体的な方法は次の2つです。

(1) サンプルを無作為に抽出すること

　サンプルの無作為な抽出とは，サンプルとして選ばれる確率が母集団を構成するすべての対象で等しくなる抽出の方法で，次の4つの方法があります

①単純無作為抽出法

　母集団を構成する対象に通し番号をつけ，パソコンで発生させた乱数によってサンプルを選び，抽出する方法です。無作為性は高いのですが，母集団のリストがなければできないことがこの方法の欠点です。

②系統抽出法

　母集団を構成する対象に通し番号をつけ，一定の間隔を空けて番号を選び，サンプルとして抽出する方法です。例えば，偶数（1人おき）や3の倍数（2人おき）に抽出する場合です。この方法も母集団のリストを必要とし，リストの順番に何らかの規則性がある場合には無作為性が失われ，選択バイアスが発生することがあります。極端な例ですが，男性と女性が交互にリストになっている場合は，偶数番号だけを抽出するとどちらかの性別のみを抽出することになります。この方法をとる場合はリストの規則性について確認する必要があります。

③層化抽出法

　母集団を性別，年齢階級などの層に分け，それぞれの層から一定の人数を抽出する方法です。

④多段抽出法

母集団のなかにもともと存在するグループを無作為に抽出し，抽出したグループのなかからさらに個人を無作為に抽出する方法です。例えば，関東地方の消防本部の職員が母集団であれば，まずは複数の消防本部（グループ）を無作為に抽出し，抽出した消防本部内から個人を無作為に抽出します。この例のように「消防本部→個人」と二段階に抽出する方法を二段抽出法といいます。

(2) 研究への参加率を高くすること

推定は，母集団からサンプルを抽出することによって行います（第Ⅲ章）。しかし，実際に研究を行ってみると，サンプルとして抽出された人たちの全員が研究に参加してくれるわけではありません。例えば，1,000人の母集団から500人のサンプルを抽出し，アンケート調査を行ったとします。サンプルのなかにはそもそも回答を拒否する人がいたり，回答したとしても無効になってしまう場合（回答内容が不十分な場合）があります。サンプルとして抽出した500人のうち，最終的に有効な回答が得られたのが125人だったとします。このとき，アンケート調査への参加率は25％（125÷500）です **(図11)**。この参加率を可能なかぎり高くすることで選択バイアスは小さくできます。

参加率（アンケート調査では「回収率」ともいう）を高めるためには，工夫と努力をしなければなりません。先ほどのSNSを使った調査例の場合，単にSNSに載せて，後は拡散されることを願って待つだけでは参加率は高くなりません（そうした態度も研究者としてはふさわしくない）。まず，しなければならないことは，そのアンケート調査の重要性（目的）をしっかりと対象者に伝えることです。次に，対象者に必要以上の負担をかけないことです。具体的には，

①質問は理解しやすい言葉を選ぶ

②質問の数を最小限にする（時間をかけさせない）

③手間にならない回収方法（直接回収に行くなど）を提示する

などです。

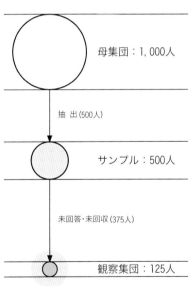

母集団：1,000人

抽 出（500人）

サンプル：500人

未回答・未回収（375人）

観察集団：125人

図11　アンケート調査への参加率

筆者が以前に行ったアンケート調査では，調査の概要を説明する文書の中のいちばん目立つ箇所に「所要時間：約5分」と明記し，回収は手渡しと郵送のいずれかを選択してもらうようにしました。また，調査期間中，未回答の対象者に対しては，回答を促すフォローアップ（腰を低く，謙虚に）を行いました。

　選択バイアスを小さくするためには，このような工夫と努力を行い，少しでも研究への参加率を上げるようにすることが重要です。選択バイアスが含まれていないデータを収集することは大切ですが，それは簡単ではありません。重要なことは，選択バイアスが小さくなるような方法でデータを収集することと，収集したデータにどのような選択バイアスが含まれているかを考えることです。

B. 情報バイアス

　情報バイアスは，データを収集する過程で発生します。情報バイアスには，想起バイアス，質問者バイアスなどの種類があります。ここでは，想起バイアスについて説明します。

　想起バイアスとは，面接調査やアンケート調査などを行った場合に，結果因子の有無や程度によって予測因子に関する記憶（想起）が影響を受け，回答内容が変わってしまい，結果としてデータが歪んでしまうことです。

　例えば，通信指令員が行った，胸骨圧迫口頭指導のわかりやすさについて調査するとします。この例における結果因子は傷病者の予後（社会復帰 or 死亡）です。心肺停止事案で，通信指令員から口頭指導を受けた経験がある人を対象にアンケート調査を行いました。対象になった人のなかには，傷病者が社会復帰した事案で口頭指導を受けた人もいれば，死亡した事案で口頭指導を受けた人もいます。傷病者が社会復帰した事案で口頭指導を受けた人は，口頭指導下での胸骨圧迫がポジティブな経験として記憶されている可能性が高く，口頭指導は「わかりやすかった」と答える可能性が高くなります。一方，死亡した事案で口頭指導を受けた人は，この経験がネガティブな経験として記憶されているため，同じ口頭指導を受けたとしても口頭指導は「わかりにくかった」と答える可能性が高くなります。このように，結果因子によって回答が変わることで発生するバイアスが想起バイアスです **（図12）**。

■ 情報バイアスをどのように小さくするか

　情報バイアスを小さくするためには，可能なかぎり主観的な情報ではなく客観的な情報を収集することが重要です。先ほどの口頭指導の例では，「回答者の記憶」という主観的な情報を収集するのではなく，口頭指導記録などの客観的な情報を収集

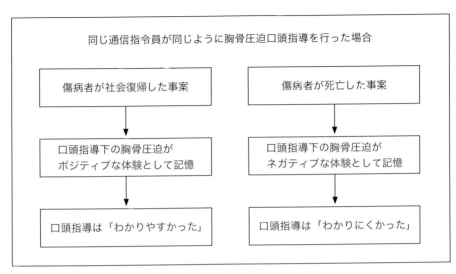

図12 想記バイアスの例

することが求められます。また，想起バイアスは結果因子によって過去の記憶が影響を受けるので，想起バイアスを小さくするためには結果因子が発生する前に情報を収集することも有効です。

繰り返しになりますが，バイアスはデータを収集した後では制御不能です。バイアスを小さくするためには，研究を計画する段階で対処しなければなりません。

2 交 絡

第II章，第III章では，2つの要因（予測因子と結果因子）だけで研究課題のなかにある関連について考えました。しかし実際には，関連が予測因子と結果因子の2つだけで完成するわけではなく，交絡因子という第3の因子が存在します。交絡因子がどのようなものかを示す例（心肺停止事案における「搬送先の病院」と「予後」の関連）を先に説明します。

■交絡の例

　□**予測因子**：搬送先の病院

　□**結果因子**：予後

　□**交絡因子**：年齢

表12　病院別CPA傷病者の概要と予後

①年齢区分なし

	A 病院		B 病院	
	CPA傷病者数(人)	予後良好傷病者数(人)	CPA傷病者数(人)	予後良好傷病者数(人)
合　計	5,000	2,500　(50%)	5,000	1,325　(26.5%)

②年齢区分あり

	A 病院		B 病院	
年齢区分	CPA傷病者数(人)	予後良好傷病者数(人)	CPA傷病者数(人)	予後良好傷病者数(人)
65歳未満	2,000	1,500　(75%)	500	375　(75%)
65〜74歳	1,000	500　(50%)	500	250　(50%)
75〜84歳	1,000	350　(30%)	1,000	300　(30%)
85〜94歳	500	100　(20%)	1,000	200　(20%)
95歳以上	500	50　(10%)	2,000	200　(10%)
合　計	5,000	2,500　(50%)	5,000	1,325　(26.5%)

　ある地域で心肺停止傷病者の搬送先がA病院とB病院の2つあるとします。この2つの病院に搬送された心肺停止傷病者の予後を調査し，病院間で比較を行いました。結果は**表12-①**のようになりました。予後が良好だった傷病者の割合はA病院に搬送された傷病者のほうが大きいことがわかります。この結果をもって，「搬送先の病院によって傷病者の予後が変わる」と結論づけてよいかというと，そういうわけにはいきません。

　その理由は，**表12-①**に「年齢」の情報を追加した**表12-②**を見ればおわかりだと思います。B病院には，A病院よりも高齢の傷病者が多く搬送されていることがわかります。

　つまり，B病院に搬送された心肺停止傷病者の予後が悪いのはB病院の診療能力が劣っているわけではなく，高齢の傷病者がA病院よりも多く搬送されていたことによる可能性があるということです。

　交絡とは，予測因子と結果因子の関係が歪んでしまう現象をいいます。交絡が起こると，本当は関連がないにもかかわらずあるように見せかけたり，その逆のように見せかけたりします。交絡を引き起こす因子を交絡因子といいます。この例では年齢という交絡因子が，あたかも搬送先病院と予後の間に関連があるように見せかけていただけです（交絡を引き起こしています）。

　人を対象にした研究では，年齢と性別は交絡因子として扱うのが一般的です。また，それ以外にもさまざまな要因が交絡因子になり得ます。

交絡をバイアスの一種とする考え方もありますが，本書ではバイアスと交絡を分けて説明しています。いずれにしても，交絡がどのようなものかを学ぶことは極めて重要です。

■ 交絡をどのように小さくするか

交絡も，選択バイアスや情報バイアスと同様に研究計画の段階から注意を払い，交絡因子になり得るデータを収集しておく必要があります。あなたが研究のなかで着目している関連において，何が交絡因子になり得るかは類似する先行研究を参考に判断します。交絡を小さくすることは，分析の段階でも可能ですが，それは交絡因子となるデータが収集されていることが前提です。交絡因子のデータが収集されていなければ，分析の段階で交絡を小さくすることは不可能です。

交絡を小さくするための方法は無作為化，限定，マッチング，層化，多変量解析の5つがあります。本書では層化の方法を紹介します。

□ 層 化

層化とは，データを交絡因子ごとの層に分けて分析することです。

先ほどの**表12-②**がそのようになっています。年齢が交絡因子であり，「年齢」という層に分けて予後良好傷病者数を観察しています。このようにすることで，年齢という交絡因子と結果因子の関係がわかりやすくなります。ただし，層化する交絡因子の数が多くなりすぎると，各層のデータの数が小さくなってしまい，分析ができなくなるので注意が必要です。

Point

1. いかなるデータも誤差を含む。
2. 誤差には偶然誤差とバイアス（系統誤差）がある。
3. バイアスには選択バイアスと情報バイアスがある。
4. バイアスはデータを収集した後では制御不能なため，研究を計画する段階でバイアスが発生しないように注意を払う。
5. 関連を構成する因子には，「予測因子」「結果因子」「交絡因子」の3つがある。
6. 交絡とは，関連がゆがむ現象で，交絡を引き起こす因子を交絡因子という。

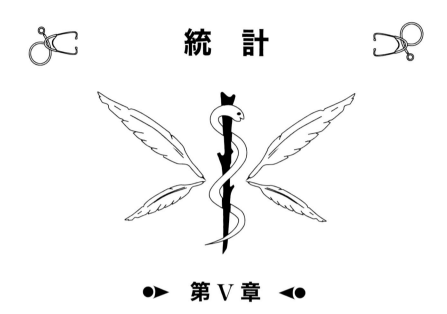

統 計

●► 第V章 ◄●

1 数値は研究結果の説得力を増すためのツール

　研究において，統計学的手法によって導かれた数値は研究結果の説得力を増します。その数値が重要であることは間違いありませんが，それは研究結果の説得力を増すための1つのツールにすぎません。研究の重要性を少しずつ認識しはじめている消防職員のなかにも，統計学的手法によって導かれた数値を，研究の良し悪しを決める絶対的なものであると捉えている人も少なくありませんが，「統計学的な有意差があること（P値が0.05未満）＝優れている研究」と考えるのは，明らかな間違いです。本書の冒頭でも触れましたが，研究の良し悪しに最も影響を与えるのは研究課題であり，その研究課題に対する答えを導き出すための研究デザインも同様に重要です。計画したとおりの研究が実行された場合，研究の過程で新たな発見が得られるはずであり，そこにこそ価値があるのです。

　もう少し身近な例を使って，統計学的手法によって導かれた数値の意味を考えてみます。2016年（平成28年），日本を代表するアイドルグループが解散しました。メンバーの一人ひとりは，お世辞にも歌唱力が高いとは言えませんでした。しかし，彼ら

が発表する楽曲は日本のみならず世界各国の人々から支持を集めていました。それは，楽曲のメロディーや歌詞，彼らが作ってきたストーリー，個人・グループとしてのキャラクターなどが相まって人々の心を打ったからです。優れた歌手の条件が「歌い手の歌唱力」であったならば，彼らの楽曲はここまでの人気にならなかったと思います。事実，彼らより歌唱力がある楽曲でも，日の目に当たらないものも多くあります。

　研究も同様であり，最も重要なことは研究課題や研究デザインが魅力的であることです。そこに統計学的分析手法によって導かれた数値が備われば，研究の魅力はさらに増します。しかし，数値は優れた研究の絶対的な条件ではありませんので，数値が備わらなくても，即座に研究そのものの価値がすべて打ち消されることはありません。

2 分析までのプロセス

　データ収集後，すぐに分析に取りかかりたくなりますが，まずは分析の前に準備をする必要があります。準備の段階でデータを整理し，その後，分析の段階に入ります **(図13)**。

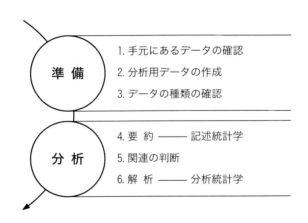

図13　分析までのプロセス

　準備の段階では，1.手元にあるデータの確認，2.分析用データの作成，3.データの種類の確認のステップがあります。

　分析の段階では，4.要約，5.関連の判断，6.解析のステップがあります。

　要約とは記述統計学といい，数値をわかりやすく要約（平均値など）することを指します。分析統計学とは推定や検定（単変量・多変量解析）を行うことを指します。

　「○○検定」「××回帰分析」といった解析を行うと，高度なことをやっているように感じるかもしれませんが，分析統計学よりも記述統計学のほうが重要であり，分析統

計学によって得られた統計量（P値など）よりも，記述統計学によって要約された数値そのもののほうが重要です。要約された数値を見ずにP値ばかりを見るのは，ショックを呈する傷病者を前に，バイタルサインばかりを見て身体所見を見ないことと同じです。身体所見を見ずにバイタルサインだけでショックかどうかの判断をする人はいません。

　繰り返しになりますが，記述統計学を使って，数値を要約することは非常に重要です。これをせずに分析統計学ばかりにこだわることは誤りです。筆者は，高齢者搬送において，低緊急搬送の割合を一般住宅からの搬送例と高齢者介護施設からの搬送例で比較する研究を行いました。一般住宅からの搬送例では低緊急搬送は1％，高齢者介護施設では17％でした。また，すべての低緊急搬送のうち，68％は高齢者介護施設からの搬送でした。これらの結果から，低緊急搬送を減らすためには高齢者介護施設への介入の必要性を示しました。割合の比較となると，カイ二乗検定を行いたくなりますが，筆者は論文の中で一切検定を行っていません。その理由はカイ二乗検定によるP値よりも，先ほど示した数値そのものがはるかに意味があり，重要であると考えたからです。したがって，本書では分析統計学（6. 解析）の詳細については扱いません。分析統計学をさらに学びたい人は専門書を参照してください。

　以下に，「1. 手元にあるデータの確認」〜「6. 解析」について説明します。説明はエクセルを使ってデータを扱うことを想定しています。

▼「準 備」の段階

1. 手元にあるデータの確認

　消防職員が初めて行う研究では，データを自ら収集する場合もありますし，消防本部にあるデータを使用する場合もあると思います。前者の場合，手元にあるデータはすでに把握していると思いますので，ここでは後者の場合を想定しています。

　普段，救急隊員が日々の業務のなかで記録（入力）している際にはあまり意識することはありませんが，改めて調べてみると，消防本部には意外にも多くのデータが蓄積されていることに気がつきます（**表13**）。主なデータは救急隊が出場するたびにコツコツと記録しているものです。

　話はやや脱線しますが，消防本部に蓄積されているデータは，あなたが思っている以上に貴重なデータです。なぜ貴重かというと，消防本部のデータは外部に出ていないデータばかりだからです。裏を返せば，その貴重なデータが適切に分析されれば，これまでわからなかったことがわかる可能性があります。外部の人が単独で消防本部

表13　消防本部内の救急業務に関連するデータ例

項　目	詳　細
事案情報	覚知年月日，時間経過，事故種別，発生場所区分，発生階層，傷病程度，緊急度，疾病分類，搬送先医療機関，受入照会回数
傷病者情報	年齢，年齢区分，性別，居住地，バイタルサイン
心肺停止	目撃情報，バイスタンダー情報，心電図波形，特定行為，推定原因，転機
その他	救急指導関係

のデータを利用することは非常に困難（限りなく不可能に近い）であり，その意味でも消防職員が消防本部に蓄積されているデータを分析することは意義深く，期待されています。

２．分析用データの作成

　データはそのままでは分析に適した形式になっていない場合が多いため，データの収集後，まず収集したデータを分析に適した形式（分析用データ）にします。分析用データの作成にはエクセルを使用します。ここでは，アンケート調査を行った場合を想定して説明します。

　初めに，それぞれのアンケート用紙の端に通し番号をつけます。通し番号（ID）をつけることで，分析用データの作成中または分析中に何らかの誤りが発生した場合，すぐにアンケート用紙に戻って元のデータを確認できるようになります。次に，エクセルに入力します。エクセルの各セル（シート上の個々のマス目）の名称の確認ですが，縦方向に並ぶ数字をクリックしたときに色が変わるエリアが「行」，横方向に並ぶアルファベットをクリックしたときに色が変わるエリアが「列」です。データは，1行目にアンケートの各質問項目を入力し，2行目以降に個々のデータを入力します。1つの行に1人分のデータが収まっていることになります**(表14・上)**。

　入力時の注意点としては，「**サービス業**」と「**ｻｰﾋﾞｽ業**」などの全角と半角の違いも異なるデータとして認識されるので，全角と半角，大文字と小文字などが揃っているかを確認し，同じものを指す単語は厳密に一致させてください。これは，アンケート調査などの収集したデータの入力だけに限らず，消防本部の救急活動データなどすでにデータベース化されているデータを使用する場合も同じです。特に，救急活動データでは同じものを指す場合でも単語が一致していない場合が非常に多いと考えられます（経験上）。例えば，同じ高齢者介護施設が「特別養護老人ホーム○○の里」「老人

表14　分析用データ作成の例

	A	B	C	D	E	F	
1	ID	年 齢	性 別	職 業	理解度	胸骨圧迫難易度	←行
2	1	45	男	公務員	高	難しい	
3	2	67	女	会社員	低	普通	
4	3	70	女	会社員	中	普通	
5	4	49	女	会社員	中	難しい	
6	5	56	男	会社員	中	簡単	
7	6	65	男	会社員	中	普通	
8	7	76	男	サービス業	高	難しい	
9	8	54	男	会社員	高	難しい	
10	9	35	女	会社員	高	難しい	
11	10	54	女	会社員	低	難しい	
12	11	55	男	教育職	中	普通	
13	12	56	男	サービス業	高	普通	
14	13	66	女	教育職	高	難しい	
15	14	45	女	教育職	低	難しい	
16	15	54	男	会社員	中	難しい	
17	16	65	女	サービス業	高	簡単	
18	17	55	男	会社員	高	普通	
19	18	45	女	会社員	高	普通	
20	19	44	女	公務員	低	簡単	
21	20	65	男	会社員	高	難しい	

↑
列　　▼ コード化（単語・語句を数字・英字などに置き換える）▼

	A	B	C	D	E	F
1	ID	age	sex	shigoto	rikaid	cc_nanido
2	1	45	1	3	3	3
3	2	67	2	1	1	2
4	3	70	2	1	2	2
5	4	49	2	1	2	3
6	5	56	1	1	2	1
7	6	65	1	1	2	2
8	7	76	1	4	3	3
9	8	54	1	1	3	3
10	9	35	2	1	3	3
11	10	54	2	1	1	3
12	11	55	1	2	2	2
13	12	56	1	4	3	2
14	13	66	2	2	3	3
15	14	45	2	2	1	3
16	15	54	1	1	2	3
17	16	65	2	4	3	1
18	17	55	1	1	3	2
19	18	45	2	1	3	2
20	19	44	2	3	1	1
21	20	65	1	1	3	3

ホーム○○の里」「○○の里」と入力されていたりします。

　分析用データが丁寧に作成されていないと，分析の段階になって混乱が生じます。この作業は地味に感じますが重要なプロセスです。また，作成した分析用データを統計ソフトに取り込んで分析する場合，統計ソフトは日本語を正確に認識しない場合があるので，数字・英字などにコード化することも必要です(**表14・下**)。

3. データの種類の確認

　一口にデータといっても，データには種類があります（統計学の分野ではデータのことを「変数」と呼ぶので本書でも変数という用語を使う）。すべての変数は，連続した値で得られる連続変数（量的変数ともいう）と連続した値以外の形で得られる質的変数（カテゴリー変数ともいう）に分かれ，質的変数はさらに二値変数，名義変数，順序変数の3つに分かれます **(表15)**。

表15　変数の種類と例

大区分	小区分	特　徴	例
変　数	連続変数	連続した数字で得られる変数	時間経過，発生階層，血圧，脈拍数，酸素飽和度，受入照会回数，体温
	二値変数	2つのカテゴリーで得られる変数	性別，CPA目撃情報，バイスタンダーCPR，CPA推定原因
（質的変数）	名義変数(順序関係なし)	3つ以上のカテゴリーで得られる変数	覚知年月日，事故種別，発生場所区分，疾病分類，搬送先医療機関，心電図波形，特定行為
	順序変数(順序関係あり)	カテゴリー間で順序が存在する変数	傷病程度，緊急度，年齢区分，意識レベル

▶**連続変数**

　名前のとおり，連続した値（酸素飽和度，脈拍数など）で得られる変数

▶**質的変数**

①**二値変数**：性別（男・女），CPA目撃情報（有・無）などの2つのカテゴリーに分かれる変数

②**名義変数**：3つ以上のカテゴリーで得られる数値のうち，心電図波形（心室細動，無脈性心室頻拍，無脈性電気活動，心静止）のようにカテゴリー間に順序関係がない変数

③**順序変数**：3つ以上のカテゴリーで得られる数値のうち，意識レベル，緊急度，傷病程度などカテゴリー間に順序関係がある変数

　→ここでいう「順序」とは，実質的に意味のある順序のことです。例えば，職

43

員番号は拝命順につけられているだけなので，職員番号の0001番と0002番間に順序関係はありません。

▼「分 析」の段階

---

4. 要 約

　収集したデータを示す場合，わかりやすく要約する必要があり，変数の種類によって要約の方法が変わります。

　連続変数はデータの代表値とばらつきの程度を表す範囲を使って要約しますが，代表値には平均値と中央値，ばらつきの範囲には平均値・標準偏差と四分位範囲のように，2つずつあります。それぞれどちらを使って要約するかは，データが正規分布か否かによって変わります（図14）。

　質的変数を要約する場合は，度数（観察された数）と割合を示すことで要約します。以降，分布，代表値，ばらつきの範囲を順に説明します。

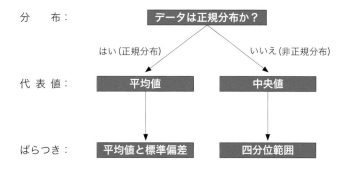

図14 連続変数の要約

(1) 分 布

　連続変数の分布には正規分布と非正規分布があり，左右対称に釣り鐘型をしている分布が正規分布（図15），左右非対称な形をしている分布が非正規分布（図16）です。正規分布か非正規分布かを見分ける方法はいくつかありますが，本書では視覚的に判断する方法を説明します。

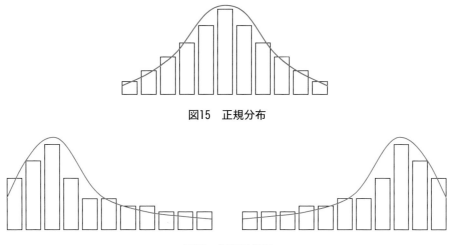

図15　正規分布

図16　非正規分布

　どちらの分布かを視覚的に判断するためには，まずヒストグラムという図を描きます。ヒストグラムでは，横軸に階級（連続変数を区切ったもの），縦軸がそれぞれの階級の度数です。例えば，搬送した傷病者の収縮期血圧のヒストグラムを描く場合，横軸が収縮期血圧の階級（各階級は120 mmHg未満，120−129 mmHg，130−139 mmHg……），縦軸が各階級の度数（人数）として作成します**（図17）**。ヒストグラムが描けたら，左右対称かどうかを視覚的に判断してください。迷ったときは非正規分布と判断します。

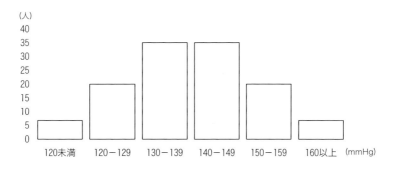

図17　収縮期血圧のヒストグラム（正規分布）

(2) 代表値

　代表値とは，収集した連続変数を代表する値で，データの中心となる値を指します。代表値には平均値と中央値があり，データの分布によって使い分けます。データが正規分布のときは平均値，非正規分布のときは中央値が代表値となります（正

45

規分布の場合，平均値＝中央値となる）。したがって，分布を無視して，どんなデータでも平均値を代表値とすることは誤りです。平均値と中央値の算出方法は次のとおりです。

▶ **平均値**：観察された数値をすべて足し，合計をデータの数で割る
▶ **中央値**：観察された数値を小さい順に並べ，中央にくる値
     →データの個数が偶数の場合，中央の２つの値の平均が中央値

(3) ばらつきの範囲

　収集した連続変数のばらつきの程度を示す範囲は，①平均値と標準偏差から計算する場合，②四分位範囲を示す場合の２つがあります。これらの使い分けは簡単で，代表値として平均値を使った場合（つまり正規分布）は平均値と標準偏差から範囲を計算し，中央値を使った場合（つまり非正規分布）は四分位範囲でばらつきの程度を示します。ばらつきの範囲が広いほどデータのばらつきが大きく，範囲が狭いほどばらつきは小さいと判断できます。

①平均値と標準偏差から範囲を示す場合

　データが正規分布の場合，平均値と標準偏差からばらつきの範囲を計算します。標準偏差が大きくなれば，その分だけばらつきの範囲も広くなります。

「平均値±標準偏差（平均値－標準偏差から平均値＋標準偏差までの範囲)」で示される範囲には，データ全体の約68％が含まれることを表します。

「平均値±２×標準偏差（平均値－２×標準偏差から平均値＋２×標準偏差までの範囲)」には，データ全体の約95％が含まれることを表します（正確には「平均値±1.96×標準偏差」)。

例えば，救急車で搬送された100人の傷病者の収縮期血圧について，ばらつきの範囲を計算すると次のようになります。

【例】搬送傷病者数：100人
   収縮期血圧の平均値：140mmHg
   標準偏差：５

「平均値－２×標準偏差」から「平均値＋２×標準偏差」の間に，全体の約95％が含まれることになるので，傷病者の100人のうち，95人が130mmHg(140－2×5)から150mmHg(140＋2×5)までの間に含まれることになります。

標準偏差を５よりも大きくすれば，範囲が広がるので計算してみてください。

②四分位範囲を示す場合

　データが非正規分布の場合，ばらつきの範囲として四分位範囲を示します。求め方はまず，中央値を求めたときと同様に，データを小さい順に並べます。

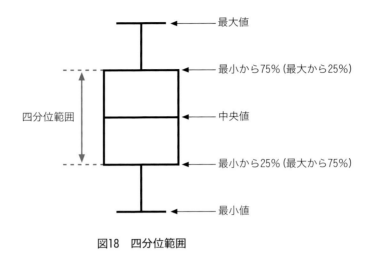

図18　四分位範囲

　最小値から25％のところにある値（100個のデータがあれば最小値から25番目）から75％のところにある値（100個のデータがあれば最小値から75番目）の間の範囲が四分位範囲で，50％のところにある値が中央値です（**図18**）。

　先ほどの例と同様に，収縮期血圧のデータが100人分あった場合，中央値から前後25人（計50人）が含まれる範囲が四分位範囲となります。

5. 関連の判断

　この段階では，要約した値を使用して，研究課題に含まれる予測因子と結果因子の関連を判断します。

　統計学の分野では予測因子を独立変数，結果因子を従属変数というので，ここではこれらの用語を使用します。

　関連の判断方法は，従属変数と独立変数の種類（連続変数，質的変数）によって3通りのパターンに分かれます（**表16**）。

- **パターン1**：独立変数と従属変数がどちらも連続変数の場合，散布図と相関係数から関連を判断します。散布図を描くことによって，2つの連続変数同士の相関の強さとばらつきの程度を視覚的に判断できるようになり，相関係数を計算することによって，数値で判断できるようになります。
- **パターン2**：従属変数が連続変数，独立変数が質的変数の場合，平均値または中央値を比較することによって関連を判断します。

表16　変数の種類による独立変数と従属変数の関連の判断方法

		独立変数（予測因子）	
		連続変数	質的変数
従属変数 （結果因子）	連続変数	散布図，相関係数	平均値・中央値の比較
	質的変数	度数と割合の比較	

● パターン３：従属変数と独立変数がいずれも質的変数の場合，度数と割合を比較
することによって関連を判断します。独立変数が連続変数の場合，
独立変数を質的変数に変換してから度数と割合を比較します。連続
変数から質的変数への変換は，連続変数をいくつかのカテゴリーに
分けます。例えば，「4.要約」（p.44）で使用した例のように，連続
変数である収縮期血圧を５つのカテゴリーに分けます。

(1) 散布図

　散布図は，横軸と縦軸にそれぞれの変数をとり，データが当てはまるところに点
を打つことによって作成します。例えば，千葉県内の各市町村における人口とAE
D設置台数について散布図を描くと，**図19**のようになります。散布図の点は千葉県
内の各市町村を表しています。

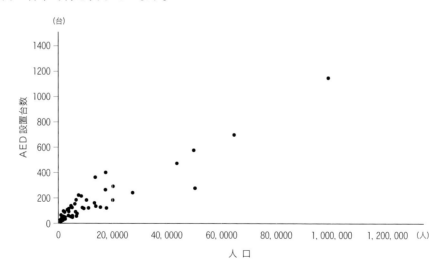

図19　千葉県内の市町村における人口とAED設置台数

〔人口は「千葉県毎月常住人口調査」，AED設置台数は「千葉県自動体外式除細動器（AED）設置情報」より作成〕

　散布図を描いた後，まずは視覚的に２つの変数間の相関関係を見ます。２つの変数間に相関関係がある場合は，点全体が右肩上がりになり，正の相関があることを表しています **(図20)**。

　また，点全体が右肩下がりになる場合は，負の相関があることを表しています **(図21)**。

　右肩上がり，右肩下がりのどちらでもない場合は，相関がない（または非常に弱い相関がある）ことを表しています **(図22)** が，直線以外の関係（非線形）は存在する可能性があります。

　先ほどの例では，点全体が右肩上がりになっているので，人口とＡＥＤの設置台数は正の相関があると判断できます。

　また，散布図では正・負の相関関係を見るだけでなく，点全体の散らばり具合を見ることで，データのばらつきも確認することができます。

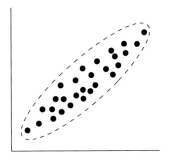

図20 正の相関があると判断される散布図

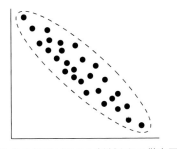

図21 負の相関があると判断される散布図

(2) 相関係数

　相関係数とは，相関の強さを数値化したもので，ｒと表現されます。ｒは「−1」から「1」までの値を取り，ｒが「−1」に近づくと負の相関，「1」に近づくと正の相関が強いことを示しています **(図23)**。

　先ほどの千葉県内の市町村における

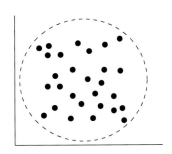

図22 無相関と判断される散布図

人口とＡＥＤ設置台数の相関係数は「0.94」なので，正の相関があることがわかります。

　相関係数は，２つの変数間に非線形の関連がある場合や散布図を描いたときに集団から大きく外れる点（外れ値）が存在する場合は，２つの変数間の相関の強さを正確に反映しません。相関関係やデータのばらつきを正しく確認するためには相関係数だけでなく，必ず散布図を描くようにしてください。

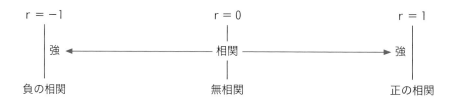

図23　相関係数と相関の強さ

6．解 析

　分析の最終段階として推定や検定を行います。推定とは，抽出したサンプルから得られた値から母集団の値を推定することです。推定には点推定と区間推定があり，サンプルから得られた値をそのまま母集団の値として推定するのが点推定です。

　しかし前述のとおり，サンプルから得られた値には誤差がつきものです。もし，サンプルの抽出を 5 回行ったとしたら，異なる 5 つの点推定値が得られることになります。そうなれば，どの点推定値が適切かを判断できなくなります。そこで，誤差の影響を考慮し，得られる点推定値の上限と下限を計算することによって母集団の値が含まれると考えられる区間を推定します。これを区間推定といいます。また，推定された区間を信頼区間といい，信頼区間の求め方は「点推定値 ± 1.96 × 標準誤差 (95 ％ 信頼区間の場合)」です。

　検定とは，あらかじめ設定した帰無仮説（差なし仮説）と対立仮説（差あり仮説）のうち，**対立仮説を採択するか否か**を yes か no で判断することです。それを決めるためには検定を行うことによって得られる P 値という値を唯一の判断材料にします〔P 値は慣習的に 0.05（5 ％）に設定される〕。具体的な判断のプロセスは次のとおりです。

- P 値が 0.05 未満のとき：対立仮説（差あり仮説）採択 → 有意差ありと結論
- P 値が 0.05 以上のとき：どちらの仮説も採択せず　　→ 有意差の有無は不明
　　　　　　　　　　　　　　　　　　　　　　　　　　　　　　（結論は保留）
  - ▶ P 値が 0.05 以上であった場合の解釈は「有意差の有無は不明」であり，「有意差なし」ではないので間違えないようにしてください。

■推定をすべきか，検定をすべきか

　分析として「推定をすべきか，検定をすべきか？」という問いに対する答えは，「推定をすべき」です。その理由は，検定（P 値）は「対立仮説を採択する or 結論を保留にする（どちらの仮説も採択しない）」という情報しかもたらしませんが，

一方の推定（信頼区間）は，値そのものに関するもっと多くの情報（比較する集団間の差の有無，差の大きさ，推定の精度など）を示すからです。このことは1986年（昭和61年）に英国の学術雑誌に掲載された論文（MJ Gardner，DG Altman：Confidence intervals rather than P values：estimation rather than hypothesis testing. BMJ 292：746-750.）で詳しく解説されており，P値を基に結論を導くことを「lazy thinking（考察の怠慢）」と言っています。現在は国際的にも，P値を示すよりも信頼区間を示すほうが主流となっており，海外の学術雑誌では論文中にP値を示さないように求めているものもあります。

さらに，2016年（平成28年）には米国統計協会（American Statistical Association）が「統計的有意性とP値に関するASA声明」を発表し，その中で次のように明言しています。

「P値は，それだけでは統計モデルや仮説に関するエビデンスの，良い指標とはならない」

この声明の一部は日本語訳され，日本計量生物学会のウェブサイト（http://www.biometrics.gr.jp/）に公開されています。これまで「検定の結果，P値が0.05未満だったら良いんでしょ？」と思っていた人，このページを読んだこの瞬間からその考えに別れを告げてください。

Point

1. 統計学は結果の説得力を増すためのツールにすぎない。
2. データの統計学的な処理は，準備の段階（1. 手元にあるデータの確認，2. 分析用データの作成，3. データの種類の確認），分析の段階（4. 要約，5. 関連の判断，6. 解析）に分かれる。
3. 分析の段階では，解析よりも要約と関連の判断のほうが重要である。
4. データの要約では，連続変数の要約は分布によって代表値（平均値，中央値）とばらつきの範囲（標準偏差，四分位範囲）を使い分ける。
5. 関連の判断は，従属変数と独立変数の種類によって３つのパターンに分かれる（散布図＋相関係数，代表値の比較，度数と割合の比較）。
6. 解析では検定ではなく推定を行う。

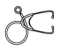

因果関係

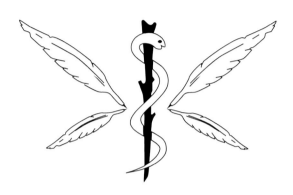

►► 第 VI 章 ◄◄

1 因果関係

　因果関係とは日常的によく聞く言葉ですが，改めてその意味を考えてみたいと思います。『広辞苑 第六版』(岩波書店) の定義によれば，

　　「因果関係とは原因とそれによって生ずる結果との関係」

とあります。

　「原因」という用語は悪い結果をもたらすものを表すイメージが強いですが，「原因」には良い結果をもたらす要因も含まれます。

　例えば，バイスタンダーによってAEDが使用されると，心肺停止傷病者の予後が改善するという因果関係があるとすると，「バイスタンダーによるAEDの使用＝原因 (要因)」「予後の改善＝結果」になります。

2 関連と因果関係

　前章では，2つの変数間における関連の有無や強さについて，統計学的な手法を用いて判断しました。ある集団の平均値や割合を他の集団のそれらと比較し，大きな差や正または負の相関が観察された場合，関連があると考えられます。しかし，それは見かけ上の関連であり，実際には関連がないという場合もあります。

　数値上で関連が観察された場合は，第一段階としてそれが真の関連かどうかを判断します。真の関連であれば，第二段階としてそれが因果関係かどうかを判断します。

　観察された関連が真の関連であるか，因果関係であるかどうかの判断は，2つの段階を経て行います。

- **第一段階**：観察された関連が真の関連（見かけ上の関連ではない）かを判断します。具体的には，観察された関連が偶然誤差，バイアス，交絡によって引き起こされている可能性について考えます。これらの可能性が否定できれば，観察された関連は真の関連であると判断できます。
- **第二段階**：その真の関連が因果関係かどうかを判断します。この判断はさまざまな観点から考え総合的に行われます。

　しかし，本書で扱った内容のみでは，観察された真の関連が因果関係かどうかを判断するのは困難です。したがって，本書ではその詳細は扱いませんが，次項で真の関連が因果関係かどうかを判断するうえで，積極的根拠になり得る条件を紹介します。

3 因果関係の推論

　因果関係を証明することは神のみぞなし得る業です（それくらい大変なことです）。しかし，そのように身も蓋もない言い方をすれば研究をする意味がなくなってしまいます。観察された関連が因果関係であることを証明する絶対的な条件は存在しませんが，因果関係でないことを証明する絶対的な条件は存在します。それは「時間関係性」です。「時間関係性」が満たされない場合，予測因子と結果因子の因果関係は即座に否定されます。時間関係性とは，予測因子は結果因子が生じる前に存在していなければならないということです。

　第Ⅲ章 3.横断研究「横断研究で因果推論ができる場合」（p.27）で紹介した例では，過去にAED講習を受講した経験がある人は受講経験がない人と比べて実際にAEDを使用する頻度が多いことを示していました。「AED講習の受講」は「AEDの使用」以前に生じていることが明らかであり，順序が逆転し得ないため，この2つの関連は

表17　因果関係の積極的根拠となり得る条件

時間関係性	予測因子は結果因子が生じる前に存在すること
関連の一致性	研究から得られた関連が，研究デザインの異なる他の研究の結果と一致すること
関連の強固性	予測因子と結果因子の関連が強いこと
量—反応関係	予測因子の程度が大きいほど，結果因子が発生しやすくなること
生物学的妥当性	他の科学的知見（医学的・生物学的など）と矛盾しないこと

〔日本疫学会(監)，磯 博康，祖父江友孝(総編集)：はじめて学ぶやさしい疫学．改訂第3版，p.94，南江堂，2018年を参考に作成〕

因果関係と判断できる可能性があります。

　時間関係性の他にも，因果関係を支持するための積極的根拠になり得る条件は存在します（**表17**）。このうち，時間関係性だけが**必要条件**，その他の条件は因果関係かどうかを判断する際の**視点**です。したがって，時間関係性以外の条件は，それが否定されたからといって因果関係の可能性が否定されるわけではありません。

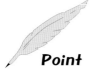

Point

1. 統計学的な手法によって関連が観察された場合，それが真の関連かを判断し，真の関連であればそれが因果関係かを判断する。
2. 真の関連かの判断は，偶然誤差，バイアス，交絡の可能性を排除する。
3. 因果関係かの判断における唯一の必要条件は「時間関係性」である。

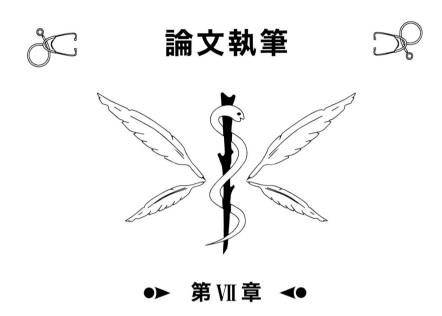

論文執筆

● ▶ 第 Ⅶ 章 ◀ ●

1 なぜ，論文を書くのか

　研究を終えたら，研究者はそれを何らかの形で発表しなければなりません。その理由は2つあります。

　1つめは，研究から得られた成果は病院前救護という分野全体に還元すべきだからです。設定した研究課題はあなたの個人的な興味にのみ基づくわけではなく，病院前救護という分野全体にとって興味深いものであるはずです〔第Ⅱ章 2 研究課題が備えるべき5つの要件FINERの「(2) I：科学的興味深さ」（p.11）を思い出してください〕。研究の成果を分野全体に還元するために行うのが，論文を書くという行為です。

　2つめは，多くの人があなたの研究に協力をしてくれているからです。研究は1人ではできません。調査に協力してくれた人，助言をくれた人，研究の実施を後押ししてくれた人などがいます。彼らが協力・助言・後押しをしてくれたのは，あなたの行う研究が社会の役に立つ研究であると信じたからです。彼らの思いに応えるという意味でも発表はしなければなりません。研究者にはこのような誠実な態度が求められます。

2 小論文と学術論文

　「論文」と聞いて真っ先に思い浮かぶのは，昇任試験などのときに書く小論文だと思いますが，小論文と学術論文は別物です。小論文の延長に学術論文があるわけでもありません。

　小論文は，文章表現力と理論構成力が一定の水準に達していれば，書き方に細かいルールはありません。制限時間の中で与えられた課題に対する意見を書きますが，その意見の根拠となる検証結果や新規性は必ずしも求められません。また，他人や本，インターネット上から得た情報を，出典を示さずに書くことも許容される場合があります。

　学術論文は，ルールに従って書く必要があります（本章の後半で説明）。また，学術論文には文章を書くためのルールだけでなく，その背景に研究という行為に通じた「深く考え，検証する」というプロセスが存在しています。その他，いくつかの点で小論文と学術論文は違いがあります **(表18)**。

　小論文と学術論文を同一のものとして捉えてしまうと，学術論文も「ある程度の理論構成が整っていればよい」という錯覚に陥りますが，それは誤りです。学術論文を書くということは，深く考え，検証するプロセスを経て，ルールに従って書くため，時間と労力を要し簡単にできることではありません。

表18　小論文と学術論文

	小論文	学術論文
性　格	試験，評価	報　告
目　的	文章表現力と理論構成力の評価	発見したことの発表
課　題	与えられる	自分で設定する
新規性	不　要	必　要
書き方のルール	な　し	あ　り

3 小説と学術論文

　小説は，同じ意味でも異なる用語を使ったり，異なる表現をすることで表現の豊かさを楽しむのが醍醐味の１つです。そこには難しい表現も出てきます。しかし，学術論文では，同じ用語を繰り返して使用します。同じ意味でも使う用語がたびたび変わ

れば文章の意味も変わり，それは論文全体として意味が通らないものになりかねません。例えば，病院前救護に関する論文の中で，「プレホスピタルケア」「搬送業務」「救急業務」という同じことを指しているようで意味が微妙に異なる用語を使えば，読み手によって解釈が変わり，意味が通じなくなる場合もあります。それを避けるため，学術論文の中で使用する用語は意味を定義し，同じ用語を繰り返して使用する必要があります。

4 誰もが理解できる文章で書く

　学術論文を書くうえで最も重要なことは，わかりやすい文章を書くことです。どんなに素晴らしい研究を行ったとしても，文章がわかりにくければ内容は伝わりません。あなたの論文を読むと想定される対象が，救急隊員である場合と看護師の場合では書き方を変えなければなりません。

　文章は短文で書くと内容が伝わりやすくなります。長文になると情報量が増え，伝えたいメッセージがぼやけてしまったり，主語と述語をつなぐ「てにをは」が合わなくなったりする場合があります。文章は短く書くことを心がけてください。

　また，一般的ではない用語を使うことも避けなければなりません。次の例を見てください。どちらも同じ意味ですが，①の文章を読んだ人全員がその意味を理解できるかは疑問です。

　　①病態を推測する力を涵養※する。………　✕

　　②病態を推測する力を徐々に育てる。……　○

※涵養＝水が自然にしみこむように，少しずつ養い育てること〔『大辞林 第三版』(三省堂)〕

5 段落の使い方

　わかりやすい文章を書き，さらにそれを伝わりやすくするためには段落を活用します。段落は内容が切り替わる箇所で作りますが，それ以外の箇所で段落を作ったりすると逆に文章が読みにくくなります。

　段落を使って読みやすい文章を書くために気をつけるポイントは2つあります。

　1つめは，1つの段落で書くメッセージは1つのみにすることです。

　2つめは，段落内の文章の構成は，

　　①トピック・センテンス

　　②サポーティング・センテンス

　　③コンクルーディング・センテンス

トピック・センテンス	【例文】 緊急性が低い傷病での救急車の利用は控えたほうがよい。
▼	
サポーティング・センテンス	【例文】 救急車を利用することで得られる最も大きな便益は，医療を受けるまでの時間が短縮することである。救急車は台数に限りがあり，緊急性が低い傷病で多くの救急車が利用されてしまうと，緊急性の高い傷病で救急車が要請されたとき，現場から遠い消防署から救急車が来ることになる。この場合，現場に到着するまでの時間が延長してしまう。
▼	
コンクルーディング・センテンス	【例文】 緊急性が高い理由で救急車が要請されたとき，より早く現場に到着するためには，緊急性が低い傷病での救急車の利用は控えたほうがよい。

図24　段落内の文章構成の例

の3つで構成することです（**図24**）。

　トピック・センテンスでは，その段落で何を書いているのかがわかるように書きます。短く書くのでやや物足りない感じがしますが，それをサポーティング・センテンスの中で補足します。コンクルーディング・センテンスはトピック・センテンスとつながりをもたせ，段落をまとめる内容にします。

6 学術論文の構成は "IMRAD"

　文章の構成として，「起・承・転・結」は馴染みがあるかもしれませんが，学術論文では起承転結の構成は不適切です。学術論文では「序論・本論・結論」という大枠で考えます（これは小論文も同様）。しかし，序論・本論・結論の構成のみでは，学術論文としてはやや大ざっぱなので，もう少し具体的にする必要があります。

　学術論文は，国際的に標準となっている「IMRAD（イムラッド）」という構成で書きます。IMRADとは，学術論文を構成する4つの主なパート（AはAndですので割りあてられるパートはない）の頭文字をつなげたものです。

- Introduction：背　景
- Methods　　：方　法
- Results　　：結　果
- Discussion　：考　察

　医学雑誌編集者国際委員会（ICMJE）は学術論文の書き方に関するガイドラインを策定しています。このガイドラインでも学術論文はIMRADの構成で書くように記されています。

　　IMRADの各パートには，さらに細かく書かなければならない項目があります。その項目はSTROBEというチェックリストになっており，22項目で構成されています。STROBEの日本語版はインターネットで無料で入手できます。

　　　→ https://www.strobe-statemen.org/index.php？id＝strobe-home

7 最も重要なパートはどこか

　　IMRADの各パートがすべて重要であることは言うまでもありません。

　　では，背景（Ⅰ），方法（M），結果（R），考察（D）の4つのパートのうち，どのパートが最も重要なのでしょうか？ ── 答えは「背景（Ⅰ）」です。

　　その理由は2つあります。

　　1つめは，背景には研究の幹である研究課題について書かれているからです。ここには研究のエッセンスが詰まっており，学術論文は背景に書かれている内容に基づいて展開されます。

　　2つめは，背景は読み手が最初に読むところだからです。読者は背景を読んで「おもしろい！」と思わなければ先を読んでくれません。野球部出身の読者は想像がつきやすいと思いますが，相手チームの1番打者が好打者だと相手チーム自体が強く見えるのと同じことです（野球部出身ではないという人，──草野球の相手チームの1番打者がイチローだったら，そのチームは「何かとんでもなさそう」と思いますよね）。

8 背景（Introduction）の書き方

　　背景には，研究のエッセンスが詰まっています。背景に書くべきエッセンスとは，次の4つです。

　　　①設定した研究課題の重要性

　　　②研究課題について明らかにされている部分とされていない部分

　　　③明らかにされていない部分があることで生じている問題

　　　④この研究が明らかにしたい部分（目的）

　　背景の最後の段落に研究の目的を書くことが学術論文の執筆における作法です。目的を書くときに，その前振りのように使われる「○○については明らかにされていない」というフレーズがあります。このフレーズに続けて「本研究では○○を明らかにすることを目的とする」という具合に目的を書きます。このフレーズを使えば，文章の収まりがよくなり，設定した目的が光って見えるのですが，やみくもに使ってはいけません。使う前に次のことをよく考えてください。それは，「○○が明らかにされて

いない理由」です。あなたが設定した目的は，明らかにする価値がないから放置されてきた可能性もあります。目的を書く前に一呼吸おいて，このことを考えてください。

9 方法（Methods）の書き方

　科学と非科学を分けるものは再現性の有無です。研究を行い，良い結果が出たとしても，その過程が説明できない場合，それは偶然であり科学ではありません。客観性もありません。そうならないように方法のパートには，どのように研究を行ったかを正確に書き，他の研究者があなたの研究と同じような研究を行おうとしたときに，説明書になるように書くことが重要です。

　方法のパートは，５Ｗ１Ｈのフォーマットで書けば，書くべきことを概ね網羅できます（**表19**）。ただ５Ｗ１Ｈの内容はお互いに関連しあっている部分も多く，すべての項目が５Ｗ１Ｈのいずれかに分けられるわけではありません。細かいことはあまり気にせず最終的に書くべきことが網羅されていれば問題ありません。

表19　方法における５Ｗ１Ｈ

- Ｗhen　：いつ？……………研究を行った時期（どの期間のデータを対象にしたか）
- Ｗhere：どこで？…………研究のフィールド（どの地域を対象に研究を行ったか）
- Ｗho　 ：誰を？……………対象者
- Ｗhat 　：何を？……………研究の詳細（何を調べたのか）
- Ｗhy 　：なぜ？……………対象者の抽出方法など（なぜ，その手法をとったか）
- Ｈow 　：どのように？……情報収集の手段，測定方法

(中村好一：基礎から学ぶ楽しい学会発表・論文執筆. p.109, 医学書院, 2013年を参考に作成)

■When：

いつからいつまでの期間のデータを使ったのか（観察したのか）です。

後述のWhoにも関連し，具体的な書き方は以下のようで太字部分がWhenに該当します。

　　→「本研究では，**2019年1月1日から12月31日まで**の間に入電があり，救急隊によって搬送されたすべての傷病者を対象とした。」

■Where：

ここで書くべきことは研究を行った地域についてです。

どの地域で収集されたデータかがわからなければ，読者は研究結果を正しく解釈できません。地域の一般的な説明（人口，地理的な説明など）のみならず，結果の解釈に影響を与えるような地域独特のルールや慣習があればそれも記述します。

例えば，日本全国の救急搬送のデータを分析し，

「**傷病程度別では軽症が49.8％であった。**」ということを示すとします。

日本の救急隊員はこの結果について簡単に解釈できます。それは日本の救急隊員は，現場において軽症だと判断される場合でも傷病者を搬送せざるを得ない「事情」を知っているからです。しかし，外国の救急隊員がこの結果を見れば同じ解釈はしません。それはこの「事情」を知らないからです。

諸外国の救急搬送システムでは，現場で軽症と判断された場合，傷病者を不搬送にしたり，軽症者を搬送する車両が別に出場するシステムを導入しています。これが当たり前の国の救急隊員からすれば，「なぜ，救急車でこんなに軽症者を搬送しているんだ!?」と混乱が生じます。「Oh my god！」くらい言われるかもしれません。ここでいう「事情」が，前述の「結果の解釈に影響を与えるような地域独特のルールや慣習」です。Whereの部分でこの「事情」が正確に説明されていれば，外国の救急隊員も「日本も大変だな……」と理解してくれるでしょう。「It couldn't be helped.（しょうがないね）」くらいは言ってくれるかもしれません。

■ Who：

Whereとも関連しますが，ここでは対象がどういう人かを記述します。

具体的な書き方は次のようになり，太字部分がWhoに該当します。

→「本研究では，2019年1月1日から12月31日までの間に入電があり，**救急隊によって搬送された傷病者のうち，年齢が65歳以上の傷病者を対象とした。**」

■ What：

Howとも関連しますが，ここではどのようなデータベースからどのようなデータ（変数）を収集したのか，その項目を記述します。また，データの収集に何らかのツールを使用した場合はそのことも記述します。

具体的な書き方は次のようになり，太字部分がWhatに該当します。

→「救急活動記録票から傷病者の**年齢，性別，事故種別，傷病程度**を抽出した。」

■ Why：

そのデータを選択した理由，その対象を選んだ理由など，研究のなかでその手法をとった理由がWhyにあたります（ここで記述するのは研究を実施した理由ではない）。これは改めて方法のパートに書かないこともあり，その場合は論文の至る箇所に散りばめられています。

■ How：

この部分は再現性を高めるうえで極めて重要です。5Wで提示してきた要素をどのように扱ったのかがHowです。

例えば，アンケート調査の場合，どのようにアンケートの質問を作り，どのように

回答者を募集し，どのように調査を行い，どのようにアンケート用紙を回収したのかなどです。最近ではインターネットを使ったアンケートもよく行われますが，その場合はどのサイトを使ったのかも記述する必要があります。具体的な書き方は次のようになります。

> →「アンケート調査の項目は，先行研究で得られている知見を基に設定した。調査用紙は救急指導に参加した人に配布し，その場で回収を行った。」

また，分析の方法も記述します。収集した変数をどのように扱ったのか（連続変数か質的変数か），連続変数を質的変数に変換したのであれば，連続変数をどのようにカテゴリー化したのかを記述します。2つの変数間の関連をどのように検討したのかも記述します。

- 例①：収縮期血圧は日本高血圧学会「高血圧治療ガイドライン2019」を参考に，130 mmHg未満を「正常血圧」，130 mmHg以上を「高血圧」とし，二値変数として扱った。
- 例②：収縮期血圧（正常血圧または高血圧）と性別の関連は度数と割合を比較した。

10 結果（Results）の書き方

結果のパートでは淡々と分析の結果を記述します。とはいえ，得られた数値のすべてを本文に記述する必要はありません。すべてを記述すると本文が長くなり，読む気が失せると同時に読者の眠気を誘うことは間違いありません。本文では，研究課題に関わる重要な結果と数値の要約のみを記述し，他の細かい数値は図表で表現します。

本文には，参加率（方法のパートに記述するという意見もある）→基本属性→分析結果の順で記述します。

(1) 参加率

参加率については，第Ⅳ章 2.系統誤差 A.選択バイアス「(2) 研究への参加率を高くすること」（p.33）を参照してください。

(2) 基本属性

基本属性とは，扱っているデータのスペックのようなものです。救急搬送データでは，年齢や性別などの基本属性を見れば観察している集団（傷病者）の概要が把握できます（**表20**）。本文では次のように簡単に要約し，詳細は表に書くように

表20　基本属性の例

調　査	（対象者の）基本属性
アンケート調査の場合	年齢，性別，資格，経験年数など
救急搬送データ分析の場合	年齢，性別，覚知年月日，時間経過，事故種別，発生場所区分，発生階層，傷病者程度，緊急度，疾病分類など

します。

　　→「平均年齢は表○のとおりであり，いずれのグループでも女性のほうが高かった。」

(3) 分析結果

　　行った分析の結果を書きます。行ったすべての分析結果を書くとやはり読みにくくなるため，研究課題に直接関わる結果など，重要な部分のみを本文に書き，後は表に書きます。本文，図表にかかわらず，数値の誤りは許されないので注意してください。また，全角と半角や「、」と「，」の混在，フォントや文字サイズの不一致にも注意してください。

11 図と表の使い方

　　図と表の使い分けに明確なルールはありません。ただ，それぞれに特徴があるのでそれを踏まえて使い分けることになります（表21）。一般的に，学術論文はページ数が限られているので，少ない面積で多くの情報を示すことができる表が好まれ，図でないと表現できない場合（長期的な傾向を示す）にのみ図を使用します。

表21　図と表の特徴

	利　点	欠　点
図	・見やすい ・全体の傾向が一目瞭然 ・学会発表（スライド）に適している	・情報量が少ない ・正確な数値がわからない
表	・情報量が多い ・正確な数値がわかる ・論文に適している	・見にくい

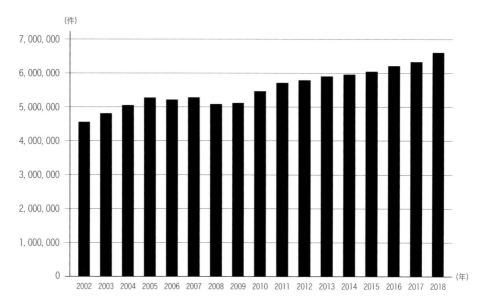

(件)

図25　救急出場件数の年次推移

〔総務省消防庁：令和元年度 救急・救助の現況．p.5（第15表）より〕

例えば，救急出場件数の年次推移を表す場合，表ではなく棒グラフが適しています**(図25)**。同じデータを表にすると，見づらくなります **(表22)**。

冒頭で図表の使い分けについてはルールがないと伝えましたが，図表作成に関して唯一存在するルールは，図表のタイトルをつける位置です。表の場合は表の上，図の場合は図の下（本書で登場する図表もそのようになっている）になるので，これだけは注意が必要です。

次に，図表作成上のポイントを説明します。

１．表の作成

表には目的があります。作成した表から何を読者に伝えたいのかを意識して作成する必要があります。また，表は読者にとって情報が，見やすく，探しやすく，理解しやすく，記憶しやすく作成されていることも重要です。

表22　救急出場件数の年次推移

年	救急出場件数
2002	4,557,949
2003	4,832,900
2004	5,031,464
2005	5,280,428
2006	5,240,478
2007	5,293,403
2008	5,100,370
2009	5,125,936
2010	5,467,620
2011	5,711,102
2012	5,805,701
2013	5,918,939
2014	5,988,377
2015	3,058,190
2016	6,213,628
2017	6,345,517
2018	6,608,341

〔総務省消防庁：令和元年度 救急・救助の現況．p.5（第15表）より〕

表の説明として，筆者が行った研究で使用した表を編集し，例として示します **(表23)**。表の構成は最低で6つの要素，表によっては8つの要素を備えています**(表24)**。

表23 救急搬送事案（12,494件）の基本属性

項 目	合 計	高齢者介護施設	一般住宅
搬送者数, n(%)	12, 494(100)	1, 336(100)	11, 158(100)
年齢階級, n(%)			
65〜69歳	1, 926(15. 4)	43 (3. 2)	1, 883(16. 9)
70〜79歳	5, 170(41. 4)	250 (8. 7)	4, 920(44. 1)
80〜89歳	4, 180(33. 5)	656(49. 1)	3, 524(31. 6)
90歳 ≦	1, 218 (9. 7)	387(29. 0)	831 (7. 4)
男性, n(%)	6, 355(50. 9)	533(39. 9)	5, 822(52. 2)
日中, n(%) †	6, 983(55. 9)	800(59. 9)	6, 183(55. 4)
平日, n(%) ‡	9, 998(80. 0)	1, 057(79. 1)	8, 941(80. 1)

† 日中：覚知時刻が08時00分〜17時59分までの事案
‡ 平日：土日祝日を除くすべての日に発生した事案

表24 表を構成する8つの要素とその内容

要 素	内 容※
①表番号	表の上に位置し通し番号をつける
②タイトル	表の上，表番号に続けて示す
③列の見出し	それぞれの列に含まれる情報を表す →「合計」「高齢者介護施設」「一般住宅」
④行の見出し	それぞれの行に含まれる情報を表す →「搬送者数, n(%)」から「平日, n(%)」まで
⑤データフィールド	数値が収められる部分(列・行の見出し以外の部分)
⑥横罫線	表を区切るために使用する線
⑦略語の正式名称	データフィールドの下に示す
⑧脚 注	データフィールドの下に示す →†日中：覚知時刻が08時00分〜17時59分までの事案 　‡平日：土日祝日を除くすべての日に発生した事案

※下段は表23で該当する箇所を示す

表を構成する8つの要素（**表24**）のうち，②タイトル，⑤データフィールド，⑥横罫線，⑧脚注について，説明を追加します。

②タイトル

タイトルは，本文を見ることなく表の概要を理解できるようにつけます。タイトルを単に「基本属性」とつけることなく，表の内容を表すようにつけます。

⑤データフィールド（数値の配置）

データフィールドに収める数値は，比較する数値同士を隣り合わせに配置し，読者が水平方向で数値を比較できるようにします。**表23**では高齢者搬送事案について高齢者介護施設と一般住宅を比べることが目的でしたので，それらを横に並べています。

⑥横罫線

表に使う罫線は3本の横罫線が原則です。必要に応じて横罫線を追加する場合もありますが，縦の罫線は使用しません。横罫線を入れる箇所は，列の見出し（**表23**の「合計」「高齢者介護施設」「一般住宅」）の上と下，データフィールドの下の3箇所です。

⑧脚 注

脚注とは表中の用語をわかりやすく説明するための注釈のことを指します。どの注釈がどの用語を説明しているかを示すために記号が使われますが，記号を使う順番は「＊，†，‡，§，｜｜，¶，＊＊，††，‡‡」となります。もちろん，投稿する雑誌の投稿規定によって別の定めがある場合はこの限りではありません（**表23**では「†」の記号から使うように指示されていた）。

2．図の作成

図には棒グラフ（p.25：図8参照），折れ線グラフ，円グラフ（p.23：図5・6参照），帯グラフ，散布図（p.48：図19参照）などの種類があります。棒グラフはカテゴリーごとの数値を表す場合や時間的な変化を表す場合に用います。折れ線グラフは主に時間的な変化を表す場合に使用します（**図26**）。帯グラフは割合を示す場合に使用します（**図27**）。円グラフも割合を示す場合に使用しますが，1つの割合を示す場合には円グラフ，複数の割合を比較する場合には帯グラフを使用します。

図の利点は見やすく，直観的に理解しやすいことですが，それは情報量が少ないからこそ利点になります。

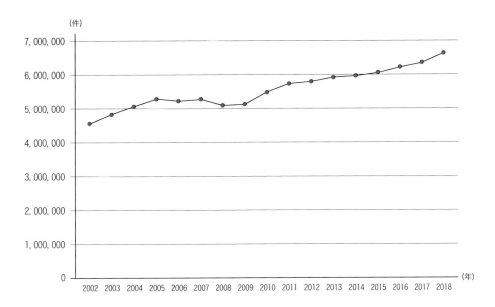

図26　救急出場件数の年次推移

〔総務省消防庁：令和元年度 救急・救助の現況．p.5(第15表)より〕

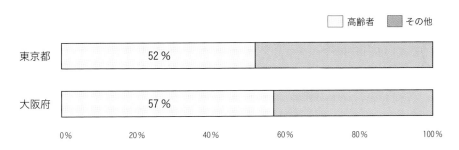

図27　東京都と大阪府の高齢者搬送割合（2018年）

〔総務省消防庁：令和元年度 救急・救助の現況．p.6(第5表)より〕

12 考 察 (Discussion)

考察のパートでは，得られた結果に対する解釈を記述します。

学術論文は客観性を保つ必要がありますが，考察は，ほんの少しだけ自分の思いを込めることができるパートでもあります。そうは言っても，「黒」という結果を「白」と解釈したり，自分本位な解釈は許容されません。あくまでも客観性は保たなければなりません。さまざまな観点から結果の解釈が行われる考察は，学術論文の中でも読んでいて最もおもしろみのある部分であると同時に，書き手にとっては書くのに難しさを感じる部分でもあります。

STROBE (p.59参照) では考察として，「鍵となる結果」「解釈」「一般化可能性」「限界」の4つを書くように記されています。本書ではさらに，「利点と欠点」「展望」「結論（別枠として扱う場合もある）」の3つを加えた7つの項目について説明します。

■ 鍵となる結果

考察は，結果のうち，研究課題に対する答えとなる部分の要約から書きはじめます。第Ⅴ章「2 分析までのプロセス」(p.39) で触れた筆者の研究では，地域の高齢者搬送におけるすべての低緊急搬送のうち，68%が高齢者介護施設からの搬送例であったことが鍵となる結果でした。考察では次のように記述しました。

▶「本研究の結果から，地域内の高齢者の低緊急搬送のうち，68%が高齢者介護施設からであることが明らかになった……。」

■ 解 釈

鍵となる結果に続けて，さまざまな角度から結果の解釈を続けます。

まず，類似する先行研究の結果との相違について触れます。先行研究と同様の結果が得られ，それを支持する場合はそのことを記述します。先行研究と異なる結果が出た場合は，その理由を推測して記述します。次に，観察された関連が因果関係と判断できるかどうか（第Ⅵ章「因果関係」参照）を記述します。

■ 一般化可能性

一般化可能性とは，得られた結果をどの程度，他の地域や集団にも当てはめることができるかを意味します。

筆者が行った研究では，都市部のある地域において，コンビニがある街区の心肺停

止発生率はコンビニがない街区のそれよりも高いことがわかりました。この結果から，コンビニにAEDを設置することは心肺停止事案においてバイスタンダーによるAEDの使用頻度を高め，傷病者の予後の改善に貢献する可能性を示しました。この結果は他の都市部においては一般化可能性が高いといえますが，地方（山間部や農村部を想定している）においては一般化可能性は低くなります。その理由は，地方では住宅が地理的に分散していたりコンビニの数が少なかったりして環境が異なるためです。一般化可能性が低い場合は，上記のように低い理由を記述することが重要です。

■ 限 界

研究が計画したとおりに実施できなかった場合，なぜそれが起こったのか，そのことが結果にどのような影響を与えたのかを記述します。

何度も登場している筆者の，高齢者搬送における低緊急搬送に関する研究を例に説明します。低緊急搬送の事案は，一般住宅よりも高齢者介護施設で多く発生していたのですが，もし，高齢者介護施設で看取りが積極的に行われていた場合は，施設に入居する高齢者が心肺停止状態になった場合でも救急車を要請せず，施設で看取られることになります。このような事案が多く存在すれば，心肺停止という緊急性が高い事案での救急搬送は減り，相対的に低緊急搬送の割合が増えることになります。この研究の計画段階では，対象の高齢者介護施設での看取りの実施状況に関するデータも収集する予定でしたが，結果として収集できず，これが限界となりました。上記下線部は限界が結果に与えた影響を示していますが，ただ限界だけを示すだけでは不十分です。限界が結果に与えた影響を必ず記述するようにします。

■ 利点と欠点

先行研究と比較して，あなたが行った研究の利点〔セールスポイントや新規性（p.11参照）〕と欠点が記述されているか否かは，自らの研究を客観的に見ているかどうかを表しています。

先行研究と比べてデータの数が多ければ利点になり，少なければ欠点になります。外部の研究者が利用することができない，消防内部のデータを使用して研究を行えばそれも利点になります。完璧な人間がいないことと同様に，欠点のない研究はありません。欠点を隠すことなく記述することが重要です。

限界や欠点が明確になれば，それらを解決するようなさらなる研究の実践が求められます。その必要性こそが今後の展望になります。また，研究を通じて，新たなアプローチで研究を行う必要性が浮き彫りになることもあります。その場合も，どのようなアプローチが必要とされるのかを提言します。

■結 論

結論は，考察の最終段落に書く場合と，考察とは分けて書く場合があります（どちらでも書くことは同じ）。結論は目的との整合性を保ち，長くても3文以内にまとめて書きます。筆者の，高齢者介護施設からの低緊急搬送の論文では次のように締めくくりました。

▶「低緊急搬送の多くは高齢者介護施設からの要請であった。そのような事案を減らし，救急車の適正利用を実現するためには，高齢者介護施設のスタッフが緊急度判定を行う際の支援となるような介入が必要である。」

13 IMRAD 以外の部分

論文を投稿する場合，IMRADの構成で本文を書きあげるだけでなく，その他にも書かなければならないことがあります。例えば，カバーレター（投稿先学会雑誌の編集長へ宛てた手紙），抄録（論文の概要を短く要約したもの），タイトル，ランニングタイトル（学術論文の各ページの一部に記載される短いタイトル），対応著者（編集部との連絡役），キーワード，引用文献，謝辞，利益相反（p.93参照）に関する宣言などです。それぞれの書き方も投稿規定に記されているので，書きはじめる前によく確認する必要があります。

■オーサーシップ (著者資格)

共同著者として名前を連ねる人も決めておく必要があります。行った研究を論文として発表するとき，共同研究者を共同著者として連名で発表するのが一般的です。しかし，共同著者として論文に名前を連ねるのは，すべての共同研究者ではなく，オーサーシップ（著者資格）をもつ共同研究者のみです。日本医学会の「国際雑誌編集ガイドライン」では医学雑誌編集者国際委員会の勧告を引用し，共同研究者

表25　オーサーシップ

①研究の構想もしくはデザインについて，または研究データの入手，分析，もしくは解釈について実質的な貢献をする。
②原稿の起草または重要な知的内容に関わる批判的な推敲に関与する。
③出版原稿の最終承認をする。
④研究のいかなる部分についても，正確性あるいは公正性に関する疑問が適切に調査され，解決されるようにし，研究のすべての側面について説明責任があることに同意する。

(日本医学会：国際雑誌編集ガイドライン．2015年より)

のうち4つの条件をすべて満たした人のみがオーサーシップをもつとしています(表25)。単に同じ所属である，研究を行う過程で助言を受けた，というだけでは共同著者として論文に名前を連ねることはできません。オーサーシップを満たさない共同研究者や支援者（助言をくれた人，必要な機材などを提供してくれた人など）がいる場合は謝辞のパートに名前を載せます。ただし，その場合は該当する人には事前に同意を得ておく必要があります。

14 投稿先はどこか

　ここまで，学術論文の書き方の概要を説明してきましたが，学術論文の投稿先は学会が発行している学会雑誌（近年は電子化されているものが多い）です。学会は各分野を学術面で牽引する役割を担っています。どの学会雑誌に投稿するかは，研究内容や伝えたいメッセージによって変わりますが，まず目指すのは日本臨床救急医学会雑誌になると思います。

▶病院前救護に関連する学会（雑誌を刊行していない学会も含む）
- 日本臨床救急医学会（https://www.jsem.me/）
- 日本病院前救急救命学会（https://www.jspels.com/）
- 日本救護救急学会（https://www.jfem.jp/）
- 日本救急医学会（https://www.jaam.jp/）
- 日本災害医学会（https://www.jadm.or.jp/）

など。

　論文を投稿した後は，編集部や専門家（査読者）からのコメントや質問が届くので必要に応じて論文に修正を加えるプロセスを経て雑誌への掲載となります（もちろん，掲載に至らない場合もある）。

15 投稿規定を読み込む

　学術論文を書いて投稿するときは，書きはじめる前に，まず，どの学会雑誌に投稿するかを決めます。その理由は，学会雑誌によって論文の書式が違うからです（大枠は同じ）。学会雑誌には投稿規定というものがあり，これによって書き方が細かく決められています。投稿規定に沿った書き方ができていないと，論文掲載の可否に影響が出る場合があるので，まずは注意深く投稿規定を読み込み，沿った形式で書きはじめます。

　投稿規定は，学会のウェブサイトから無料で閲覧できます。投稿規定では，文字のフォント，サイズ，余白の幅，文字数など細かく指定されていますが，まず確認しなければならないのは，自分の学術論文の種別です。臨床救急医学会の投稿規定では，学術論文の種別として，①原著，②総説，③調査・報告，④症例・事例報告，⑤研究速報，⑥Letter to the Editor，⑦資料の7つがあります。種別によっても書き方が異なるので，初めに種別を決めることになります。各種別の説明は投稿規定の中にも書かれているので，適切なものを選択してください。

Point

1. 学術論文は深く考え，検証するというプロセスを経て，ルールに従って書く点で小論文とは異なる。
2. 段落は，トピック・センテンス，サポーティング・センテンス，コンクルーディング・センテンスの構成で書く。
3. 学術論文全体の構成はIMRADで書く。
4. IMRADのうち最も重要なのは背景（Introduction）である。
5. 学術論文では主に図よりも表を使用する。
6. 論文の書式は投稿する学会雑誌の投稿規定に従う。

学会発表

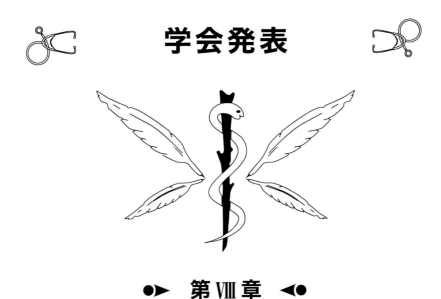

●▶ 第Ⅷ章 ◀●

1 学会発表とは

　学会とはその分野を学術的に牽引する団体を指します。学会といっても会員数の規模はさまざまです。規模にかかわらず，ほとんどの学会は学術集会という学会員による研究成果の発表会を毎年開催しています。学会という言葉は団体を指す場合と学術集会を指す場合があります。

　ちなみに，救急医療分野の主な学会といえば，日本救急医学会と日本臨床救急医学会の2つがあります。前者の会員は救急医が中心，後者の会員は救急医だけでなく，救急救命士や看護師などのコ・メディカルも多く会員になっています。

　したがって，学会での発表は臨床救急医学会のほうがよいと思います。

2 学会ウェブサイトで演題登録期間をチェック

　学会（学術集会）の1年ほど前になると，専用のウェブサイトがインターネット上に公開されます。学会発表することを決めたら学術集会のウェブサイトをこまめにチェックし，演題登録期間を逃さないようにします。演題の募集は半年前には締め切りになるので，早いうちから準備をしておくことが必要です。

3 演題登録

　演題登録がはじまったら，オンラインで必要事項を登録します。必要事項はウェブサイトに記載されていますが，これは学会雑誌でいう投稿規定であり，注意深く読むようにします。登録する項目は演者と学会の会員番号，所属，タイトル，抄録（発表の概要を短くまとめたもの），発表カテゴリーが一般的です。演題登録には会員番号が必要になるので，予め会員登録をしておく必要があります。なお，演題登録の際にはパスワードも登録するので，演題登録期間中であればウェブサイト上から修正ができます。

　抄録は学術論文と同様，IMRADの構成で書きますが，文字数の制限が厳しいため，本当に重要な内容に絞って書きあげなければなりません。

　学会は，行った研究の成果を発表する場です。時に，まだ結果が出ていないのにもかかわらず，あたかもすでに結果が出たかのようにごまかして演題登録をする人がいますが，これは明らかなルール違反です。研究者として，誠実さをもって学会に参加するようにしてください。

4 プレゼンテーション

　研究の成果を参加者に伝えるためには魅力的なプレゼンテーションをする必要があります。ここでプレゼンテーションについて考えてみます。私たちは社会の中で生活している以上，人前で話すということを避けては通れません。小学校でもクラスの中で「1分間スピーチ」を順番でやったりしました。大学になると与えられた課題について発表する授業なども登場します。また，社会に出ても何かと人前で話をする機会があり，消防組織における意見発表会はその代表格です。

　筆者が研究に関する学びを深めた大学院には留学生が多く，専攻や研究室で共に学ぶクラスメートも留学生が大半であり，使用される言語は英語でした。授業のなかで

はプレゼーテーションをすることも多く，そのようななかで日本人が行うプレゼンテーションと留学生が行うプレゼンテーションでは，英語を話す能力ではなく，プレゼンテーションのやり方自体に決定的な違いがありました。その決定的な違いとは，日本と欧米の政治家による演説の違いに近いかもしれません。日本の政治家の演説といえば，声を嗄らして，髪を振り乱し，必死に訴えかける姿が一般的です。一方，例えば米国の大統領の演説は自信に満ちあふれ，トークショーを行っているような余裕すら感じます。何がこのような違いを生んでいるのでしょうか？ それは教育のなかにありました。小学校にはじまり社会人になった後も，プレゼンテーションをする機会は多いにもかかわらず，プレゼンテーションのやり方はどこでも教わらないということです（「声が小さい」「スライドが見にくい」という声はフィードバックであって，プレゼンテーションの仕方を教えているわけではない）。諸外国では初等教育からプレゼンテーションの授業が行われることが当たり前です。この日本の現状について欧米人と話をしたことがある知人は，「じゃあ日本人はどうやって人前で話をするの？」と聞かれたそうです。

「プレゼンテーション＝スライド作成」と思っている人も少なくないと思いますが，スライドはプレゼンテーションによってメッセージを伝えやすくするためのツールにすぎません。ツールにいくらこだわっても，プレゼンテーションそのものができあがっていなければ，ツールは何の役にも立ちません。高級な聴診器を使っても使う人が呼吸音や心音そのものを理解していなければ役に立たないのと同じことです。本書では，プレゼンテーションについて主にスライド作成以外の部分に焦点を当てて説明します。

5 プレゼンテーションという言葉がもつ 2 つの意味

Presentation（プレゼンテーション）という言葉には 2 つの意味が含まれています。

1 つめの意味は，Present（プレゼント＝贈り物）です。

贈り物とは，あなたがプレゼンテーションを通じて「伝えたいこと」です。伝えたいこととは，研究の成果のはずです。

2 つめの意味は，Presence（プレゼンス＝存在）です。

存在とは，「あなた自身」という存在です。つまり，プレゼンテーションの**主役はあなた**であるということです。

〔ワールドクラスパートナーズ（株）大森健巳：ハイパープレゼン＆マインドブレークスルー【ステージ壱】. より〕

スライドや読み原稿に頼ったプレゼンテーションでは，「主役」であるはずのあなたが「脇役」になってしまいます。スライドは，あなたのメッセージをより伝えやすくするためのツールにすぎません。「喋りに自信がないから，せめてスライドはしっかりと作って……」と考えるのは大間違いです。主役はあなた自身であることを認識し，とにかく自信をもって堂々と発表することを心がけてください。辛い初任教育のなかで叩きこまれた「基本の姿勢」で臨めば，堂々と発表を終えることができます。

　学会での発表時，読むための原稿は不要です（発表の要点だけを書いたメモを用意することはお勧め）。初心者でもベテランでも変わりません。原稿を読むプレゼンテーションでは主役はあなたではなく原稿です。また原稿を読むことは，言いたいことを漏れなく言うことを可能にしてくれますが，その一方で「不自然さ」という悪い影響を生みます。電車内のアナウンスでロボットボイスのような棒読みの音声が流れたときのことを想像してみてください。イントネーションがずれたり，間がほしいところで間が入らないことが気になり，内容が入ってこなくなります。学会発表で原稿を読むと，これと同じことが起こります。原稿を読んでいるだけのプレゼンテーションを聴いたとき，聴いている人は「あの人緊張してるな……」「消防の人って口調が独特だよな……」「結構練習したのかな？」といったことが頭に浮かび，プレゼンテーションの内容を聴いていません。

　プレゼンテーションの2つの意味を認識していなければ，発表は絶対にうまくいきません。この2つの意味をしっかりと認識するだけで，あなたのプレゼンテーションは劇的に変わります。

6 プレゼンテーションの準備プロセス

　演題登録を済ませ，プレゼンテーションの2つの意味を認識したら，後は当日に向けて準備を進めるだけです。筆者は，プレゼンテーションが成功するか否かは，準備にかかっていると思っています。実際，学会発表，勉強会，授業のときには準備に相当の時間をかけています。

　準備は7つの工程から成り立ちます（図28）。この工程は学会発表だけでなく，すべてのプレゼンテーションの準備として共通しています。図28の7つの工程のうち「6.スライド作成」以外はすべてアナログの作業（手作業）です。つまり，アナログに紙や付箋，黒板などに書いて頭の中を整理します。筆者が消防職員だった頃，不思議なことに勤務する消防署のトレーニングルームには，必ず黒板がありました。筋トレのインターバル（合間）にはアイデアがよく浮かぶもので，筋トレをしながらプレゼンテーションや研究の中身を黒板にいっぱいに書いていました。

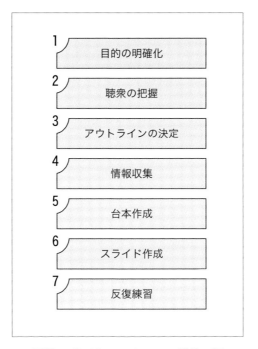

図28　プレゼンテーションの準備工程

〔Peter J. Hager, H. J. Scheiber（著）：Designing ＆ Delivering. Scientific, Technical,
and Managerial presentations. p.24より筆者翻訳〕

1．目的の明確化

　まず，初めにすべきことはプレゼンテーションの目的を明確にすることです。これ
は先ほどお伝えした「プレゼント」と同じ意味です。伝えたいことが明確になれば，
それが目的になります。研究成果の何を伝えたいのかを明確にします。

2．聴衆の把握

　あなたがプレゼンテーションを行うということは，聴き手（聴衆）がいるというこ
とです。プレゼンテーションの内容や用語は聴衆がどのような人かによって変えなけ
ればならないため，聴衆がどのような人かを把握することが重要です。例えば，聴衆
が救急隊員であると想定される場合「救急救命士とは……」という説明は不要ですが，
聴衆が専門外の人であると想定される場合は，そのような説明をする必要があるかも
しれません。

3.アウトラインの決定

　プレゼンテーションのアウトラインとは，どういう手段で，何分で伝えるかということです。話し手が聴衆に向かって喋るというスタイルだけがプレゼンテーションの形ではありません。身体を動かしたり，物を使ったりさまざまです。ただ，学会での発表は話し手が聴衆に向かって喋るというシンプルなスタイルでよいでしょう。また，持ち時間も重要です。学会にもよりますが口演の持ち時間は5〜6分程度です。持ち時間にあった内容でアウトラインを決めます。

4.情報収集

　プレゼンテーションでメッセージを伝えるために必要な情報を収集します。情報とは，データ，画像，動画，音楽，ストーリーなどです。学会の発表では，先行研究によって得られた知見と自分の研究から生まれた知見があれば十分です。

5．台本作成

　学会発表の持ち時間はわずか5分程度（口演の場合）と短いため，その5分をどのように使うかを綿密に練る必要があります。台本とは，序盤・中盤・終盤に何をどのように話すかを具体的に書き起こしたものです。ここでいう台本とは，発表当日に喋るための原稿ではありません。

6．スライド作成

　作成した台本を基に必要なスライドを準備します（台本のすべてをスライドとして作り替えるわけではない）。多くの人はプレゼンテーションの準備としていきなりスライド作成にとりかかりますが，ここまでの工程を飛ばしてしまうと，スライド作成がスラスラと進むはずはありません。逆に，アナログ作業（工程1〜5）がしっかりできていればスライド作成にはそんなに時間はかかりません。スライド作成については次の2つの原則を意識してください。

■原則１：１スライド１メッセージ

　１枚のスライドに２つ以上のメッセージを盛り込むと，聴き手は混乱します。例えば，結果を示すスライドに複数の図や表を載せるようなことがあってはいけません。「そうしないと伝わらない！」と思った人は，伝えたいことを絞る必要があるかもしれません。

■原則２：目線を制する者はプレゼンを制する

　スライドのデザインで重要なことは，スライドで**「あなたが伝えたいこと」**と**「聴き手の目線」**を一致させることです。そのためには，スライドに盛り込む情報を必要最小限にする必要があります。中国の思想家である孔子は「人は聞いたことは忘れる，見たものは覚える，やったことは理解する」という名言を残しています。スライドに情報を盛り込みすぎて，聴き手の目線が散らばってしまえば，あなたの伝えたいことは伝わらなくなってしまいます。

　聴衆の目線を制するためには，次の２つを意識してスライドを作ってください。

①空白を操る

　　聴き手の目線を制するためには，空白，文字の大きさ，文字の太さ，フォントを使い分けます **(図29)**。特に，空白は聴き手の目線誘導に効果的です。具体的には，聴き手の目線を誘導したい箇所の周辺に空白を作ることがポイントです。図29・①のスライドでは聴き手の目線が迷います。図29・②のスライドでは，「学校教育における……」「ファースト……」「成人教育……」に聴き手の目線を誘導しやすくなります。しかし，図29・③のスライドのように目線を誘導したいがあまりデザインに凝りすぎると逆効果になります。

②アニメーションは使わない

　　アニメーションはうまく使えば魅力的なスライドができあがります。ただ，学会で使用するようなスライドには，アニメーションは必要ありません。アニメーションを使うことで，聴き手はスライドに書かれていることよりもアニメーション自体が気になってしまい，結果的に目線を誘導しにくくなります。アニメーションのおかげで喋りに変な間ができてしまったりなど，良いことは１つもありません。

①

バイスタンダーの養成計画

学校教育における心肺蘇生法教育の展開
・指導者の育成
・AED 設置推進
・消防機関との連携強化
ファーストレスポンダーへのアプローチ
・公安職への教育
・公共交通機関への教育
・タクシーへのAED搭載
成人教育への導入
・町会での講習会実施
・企業における新任教育における講習会の実施
・広報の強化

② ○

バイスタンダーの養成計画

学校教育における心肺蘇生法教育の展開
・指導者の育成
・AED 設置推進
・消防機関との連携強化

ファーストレスポンダーへのアプローチ
・公安職への教育
・公共交通機関への教育
・タクシーへのAED搭載

成人教育への導入
・町会での講習会実施
・企業における新任教育における講習会の実施
・広報の強化

③

バイスタンダーの養成計画
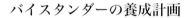

学校教育における心肺蘇生法教育の展開
・指導者の育成
・AED 設置推進
・消防機関との連携強化
ファーストレスポンダーへのアプローチ
・公安職への教育
・公共交通機関への教育
・タクシーへのAED搭載
成人教育への導入
・町会での講習会実施
・企業における新任教育における講習会の実施
・広報の強化

図29　スライドデザインの良い例と悪い例

7．反復練習

　準備の最終段階は反復練習です。練習なくして高いパフォーマンスは得られないことは当然です。何度もロープ結索の訓練を繰り返した結果，災害現場でも素早くロープ結索ができるようになるのです。プレゼンテーションもまったく同じです。

　練習とはいっても，頭の中で繰り返す，パソコンに向かってブツブツ喋る行為は練習ではありません。ここでいう練習とは，本番と同じようにスライドを送りながら喋ることです。これは1人でもできますが，人前で行うほうが効果的です。予演会という形のなかで行うのがよいでしょう。

■予演会

　予演会とは，予行演習のことです。消防職員にとっては意外なことかもしれませんが，大学や医療機関に所属する研究者は，発表前に必ず予演会を重ねて練習しています。予演会は所属のなかで行うもので，同僚に発表を聴いてもらい，実際に質疑応答も行います。学会発表のときにいちばんタジタジするのは質疑応答です。しかし，予演会で1つでも多くの質問を受け，その答えを準備しておくと，本番で同じ質問が出たときに，タジタジすることはなくなります。

　しかしここでの問題は，「所属のなかで予演会なんてやってくれない（頼めない）」という現実です。勇気をもって同じ当番の人に聴いてもらうか，それが叶わなくても，せめて同じ隊の人だけにでも聴いてもらうことをお勧めします（手前味噌ですが，筆者が代表を務める消防救急研究会では，所属にかかわらず消防職員を対象に予演会を開催しています）。予演会なしで学会発表に臨むことは，準備運動をしないお父さんが，子どもが通う幼稚園の運動会で全力疾走するのと同じです。そういうお父さんの末路はどうなるか，想像に難くありません（肉離れ or 顔面ヘッドスライディング）。

7 ポスター発表

　ここまでは口演での発表について説明してきましたが，学会にはポスターという発表形式もあります。研究の成果を1枚のポスターにまとめ，所定の場所に掲示する方法です。ポスターの大きさなどのルールは，ポスター発表が決まった段階で学会の事務局から伝えられます。これも学会雑誌でいう投稿規定にあたりますので，ルールはきちんと守ります。

ポスター形式での発表は口演よりも格下のように思うかもしれませんが，それは誤りです。むしろ，ポスター形式での発表のほうが時間を気にせずに議論ができるので有意義な発表になり得ます。重要なことは研究の内容であって，発表形式ではありません。

ここでは，1.ポスター発表のスタイル，2.デザイン，3.印刷について説明します。

1．発表スタイル

ポスター形式での発表方法は学会によって異なります。座長と聴衆がポスターを順にまわり，自分のポスターの順番がきたら決められた時間内でポスターの内容を発表する場合もあれば，指定された場所に貼るだけの場合もあります。いずれのスタイルであっても，ポスターの縮小版にメールアドレスを載せて印刷し，ポスターの近くにチラシのように置いておくと，気になる人は持って行ってくれることもあり，これも学会を有意義なものにする1つの方法です。

2．ポスターのデザイン

デザインは読みやすく，目立つようにする必要があります。文字は適度なサイズ（約2m離れたところから見やすいサイズ），色は多く使いすぎないようにします。つまり，バランスよくデザインすればよいということです（図30）。ポスターに書く内容はやはりIMRADの内容ですが，ポスター内における各パートは，目線の自然な流れに沿って配置する必要があります（図31）。

Paramedic Is Responsible for Training a Bystander

Yusuke Takayama, Toshimitsu Takanashi, Mizuki Sakamoto, Tadaomi Kigugawa

Introduction

A rapid chain of survival saves a patient's life from OHCA. The importance of bystander CPR is recognized as the most important factor worldwide. In Japan, the fire department, Red cross society, and other public and private organizations have been providing CPR training for the general public every year. Today, we report the OHCA case that the chain of survival contributed to surviving the patient's life from OHCA.

Clinical Case Description

The patient was 68 years male. He got cardiac arrest during a conversation with his wife. She called an ambulance, and his son performed dispatcher-assisted CPR. Paramedic provided ALS. The patient got ROSC at the scene in 20 minutes from the onset. His diagnosis is acute myocardial infraction and PCI was performed. He returned to society.

Time Course

Elapsed time	Time	Event
0:00	11:26	OHCA onset
0:02	11:28	119 call
0:02	11:28	Dispatcher assisted CPR
0:10	11:36	EMS arrive
0:12	11:38	1st defibrillation (vf)
0:14	11:40	2nd defibrillation (vf)
0:14	11:40	Laryngeal tube insertion
0:14	11:40	Set IV line and adrenaline
0:16	11:42	3rd defibrillation (vf)
0:20	11:46	ROSC

ECG

Initial heart rhythm

ROSC

Discussion and Lesson Learnt

Researchers know how important bystander CPR is through the Utstein registry. However, paramedic knows this importance through experience. A paramedic is responsible for training bystander as a the professional of prehospital care provider.

図30　ポスターの一例

(「1st Paramedic Asia 2019」の発表で使用したポスター)

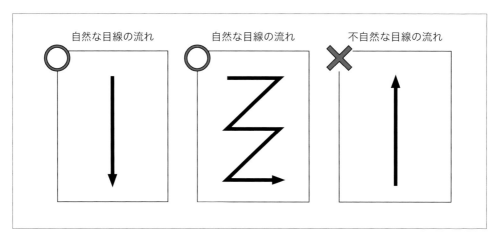

図31　ポスターを見る際の目線の流れ

3．ポスターの印刷

　ポスターの印刷は印刷業者に依頼します。インターネットで検索すれば容易に見つかるはずです。色や材質を選択し依頼します。色はカラーが一般的ですが，材質は紙と布でそれぞれ一長一短あり悩ましいところです（**表26**）。遠方の学会に参加する場合は持ち運びにかさばらない布がよいと思います。また，移動の途中に紛失する可能性もあるので，ポスターの内容を何枚かのA4サイズの紙にも印刷しておくと万が一のときにも慌てることはありません。

表26　ポスターの素材の特徴

	紙	布
価　格	安　い	高　い
持ち運び	かさばる	かさばらない
折り目	つ　く	つきにくい

8 学会への参加をより充実させるために

　学会とはただ発表するだけの場ではありません。ただ緊張しただけで帰ってくるのはもったいないことです。過ごし方によって，学会への参加をより有意義なものにすることができるので，ここではそのための3つの方法を紹介します。筆者は国内で開催される学会はもちろん，海外で開催される学会でも必ず実践しています。

1．緊張とうまくつきあう

　適度な緊張はエネルギーになります。緊張は，少なすぎても多すぎても悪さをしますが，適度な緊張は大きな力を生みます。まずは「緊張はして当たり前」という緊張を認める心をもつことが大切です。強い緊張はプレゼンテーションの最初のほうのみで，最後までは続かないことも認識してください。筆者が消防職員だったとき，梯子車の梯子を全伸梯し，高所で活動訓練をする機会がたびたびありました。初めての訓練時，訓練指揮者から「この恐怖心を忘れるな」と言われました。恐怖心があるから慎重になって安全な良い活動ができ，恐怖心がなくなれば事故を起こす，という意味でした。学会での発表もそれと同じです。適度な緊張を味方につけて，力を発揮してください。

　また，自分の発表の直前に質問をすることも緊張を和らげます。質問をすることで，自分が演台に立ったときの感覚を少し感じることができます。

2．座長への挨拶

　学会では複数の会場でさまざまなセッションが同時に開催されますが，各セッションには進行役として座長がつきます。座長は，そのセッションのテーマに精通している人が指名されています。時間的に余裕があれば，発表前後に名刺をもって挨拶に行きます。発表前の挨拶で，学会発表が初めてであることを伝えておけば，発表をフォローしてくれることでしょう。また，発表後（セッション終了後）にも挨拶に行き，コメントをもらうようにします。専門家からのコメントをもらえる願ってもないチャンスになります。もし，座長と名刺交換ができれば，その日のうちにメールで連絡します。そうすれば関係は続き，その後のあなたの研究活動を支えてくれる大きな存在になるかもしれません。

3．積極的な質問と名刺交換

　他の研究者の発表を聴き，少しでも疑問に思ったら質問するようにします。発表に興味を抱き，今後も良き研究仲間として関係を築きたいと思ったのであれば，セッション終了後に発表者の元に行き，挨拶しながら名刺交換をします。注意しなければならないのは，演者によっては自分の発表が終わったら，そのまま会場を出てしまう人もいるので，どうしても関係を築きたいと思えば，追いかけて声をかけなければなりません。

Point

1. 学会ウェブサイトで演題登録期間を逃さない。
2. 抄録は IMRAD の構成で書く。
3. プレゼンテーションの2つの意味はプレゼント（伝えたいこと）とプレゼンス（存在）である。
4. 読み原稿は不要である。
5. スライドはツールにすぎない。
6. プレゼンテーションの準備は7つの工程で行う。
7. スライド作成の2大原則は「1スライド1メッセージ」と「目線を制する者はプレゼンを制する」である。
8. 過ごし方によって学会への参加が有意義になる。

研究倫理

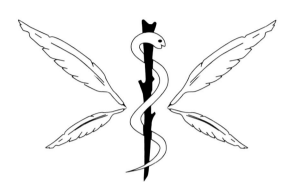

▶▶ 第 IX 章 ◀◀

---

1 研究倫理

　倫理という言葉の意味を辞書で調べると「人として守るべき道。道徳。モラル。」〔松村 明(編)：大辞林．第三版，三省堂〕とあります。研究を行ううえでも倫理を守ることが求められます。例えどんなに意義深く，研究結果が科学の前進に貢献することが明確であっても，倫理を冒すことは許容されません。アンケート調査のような，比較的実施しやすい調査であっても回答者に対する倫理的配慮は欠かすことができません。

　ここでは，アンケート調査を例にどのような倫理的配慮が必要かを考えていきます。

　以下は，筆者が実際に行ったアンケート調査のなかで設定した質問で，対象者は高齢者介護施設で働く看護師です。

　　▶Q1．勤務中に急変対応を行ったことはありますか。

　　　　1．はい

　　　　2．いいえ

この短い質問に，どのような倫理的配慮が必要でしょうか。

もし，過去に行った急変対応がうまくできず，それが心理的トラウマになっているような看護師がこの質問を見たら，どう思うでしょうか？——そのときのことを思い出し，再び心理的ダメージを受けてしまう可能性があります。

研究者はここに倫理的配慮をする必要があります。筆者は，倫理的配慮としてアンケート調査の説明文に以下の内容を明記しました。

▶アンケート調査

・調査のなかには，回答することが心理的な負担となる質問が含まれている可能性があります。負担を感じた際は，それ以上の回答をお控えください。

・アンケート調査への回答はご自由にお決めいただくものですので，いつでもお取りやめできます。

・お答えになりにくい質問は無回答で結構です。

2 研究倫理に関わる規範

研究は研究倫理に関わる規範（従うべき基準）を尊重して行わなければなりません。研究倫理に関わる規範はいくつもありますが，本書では，すべての規範の基になっている「ヘルシンキ宣言」と国内の倫理指針を紹介します。

■ヘルシンキ宣言

1964年（昭和39年），世界医師会はヘルシンキ宣言で，医学の発展には人間を対象とした研究が必要であることを認め「人間を対象とする医学研究の倫理原則」を定めました。策定後，改訂が重ねられています。ヘルシンキ宣言の全文は日本医師会のウェブサイト上に公開されており，無料で閲覧できます。

■倫理指針

研究者が研究を行う場合，その研究の分野に応じた倫理指針を順守しなければなりません。医学研究に関する各倫理指針は，国内の関連省庁が合同で策定し，厚生労働省のウェブサイト上に公開されています（表27）。それらの倫理指針のうち，厚生労働省と文部科学省の合同で策定された「人を対象とする医学系研究に関する倫理指針」では，研究に関わるすべての者が守るべき8つの項目を基本原則を示しています（表28）。「人を対象とする医学系研究に関する倫理指針」は，2014年（平成26年）に「疫学研究に関する倫理指針」と「臨床研究に関する倫理指針」が統合されて策定された指針です。

表27　医学研究に関する倫理指針一覧

---

1. 人を対象とする医学系研究に関する倫理指針
2. ヒトゲノム・遺伝子解析研究に関する倫理指針
3. 遺伝子治療等臨床研究に関する指針
4. 手術等で摘出されたヒト組織を用いた研究開発の在り方
5. 厚生労働省の所管する実施機関における動物実験等の実施に関する基本指針
6. 異種移植の実施に伴う公衆衛生上の感染症問題に関する指針
7. ヒト受精胚の作成を行う生殖補助医療研究に関する倫理指針
8. 疫学研究に関する倫理指針
9. 臨床研究に関する倫理指針
10. ヒト幹細胞を用いる臨床研究に関する指針

表28　研究に関わるすべての者が守るべき 8 つの項目と基本原則

---

1. 社会的及び学術的な意義を有する研究の実施
2. 研究分野の特性に応じた科学的合理性の確保
3. 研究対象者への負担並びに予測されるリスク及び利益の総合的評価
4. 独立かつ公正な立場に立った倫理審査委員会による審査
5. 事前の十分な説明及び研究対象者の自由意思による同意
6. 社会的に弱い立場にある者への特別な配慮
7. 個人情報等の保護
8. 研究の質及び透明性の確保

〔文部科学省・厚生労働省：人を対象とする医学系研究に関する倫理指針. 2014年 (2017年一部改正) より〕

3 個人情報保護

　人を対象とした研究を行う場合，多くの個人情報を扱うことになります。研究を行う際には対象者のプライバシー保護のため，個人情報の保護に努めなければなりません。個人情報にはさまざまな情報が含まれ救急業務ではあまり扱わないものもあります **(表29)**。

　プライバシー保護の原則として広く知られているのは，1980年（昭和55年）に経済協力開発機構（OECD）の理事会勧告として示された8つの原則です。2004年（平成16年）に全面施行となった「個人情報の保護に関する法律（個人情報保護法）」では，OECDが示した8つの原則に準拠した義務を課しています **(表30)**。

表29　個人情報の分類と内容

分　類	内　容	例
個人情報	個人を識別することができるもの	氏名，生年月日，住所等
個人識別符号	その情報だけでも特定の個人を識別できる文字，番号，記号，符号等	DNA，顔，虹彩，声紋，歩行の態様，手指の静脈，指紋・掌紋，パスポート番号，基礎年金番号，免許証番号，住民票コード，マイナンバー，各種保険証等
要配慮個人情報	不当な差別，偏見その他の不利益が生じないように取扱いに配慮を要する情報	人種，信条，社会的身分，病歴，犯罪の経歴，犯罪により害を被った事実，身体障害，知的障害，精神障害等の障害，健康診断その他の検査の結果，保健指導，診療・調剤情報，本人を被疑者又は被告人として，逮捕，捜索等の刑事事件に関する手続が行われたこと，本人を非行少年又はその疑いがある者として，保護処分等の少年の保護事件に関する手続が行われたこと。

(個人情報保護委員会：個人情報保護法ハンドブック．2017年より)

表30　プライバシー保護に関わるOECDの8原則と個人情報保護法の対応項目

OECDの8原則	個人情報保護法の対応項目
①目的明確化の原則 個人データ収集の目的を明確にし，利用は収集目的に合致すべき	第15条(利用目的の特定：利用目的をできる限り特定する)
②利用制限の原則 データ主体(個人情報の持ち主)の同意がある場合や法律の規定による場合以外は目的以外に利用してはならない	第16条(利用目的による制限：利用目的の達成に必要な範囲を超えて取り扱ってはならない) 第23条(第三者提供の制限：本人の同意を得ずに第三者に提供してはならない)
③収集制限の原則 個人データは適法・公正な手段により，データ主体に通知または同意を得て収集されるべきである	第17条(適正な取得：偽りその他の不正な手段により取得してはならない)
④データ内容の原則 収集する個人データは利用目的に沿ったもので，かつ，正確，完全，最新であるべきである	第19条(データ内容の正確性の確保：正確かつ最新の内容に保つよう努めなければならない)
⑤安全保護の原則 合理的安全保護措置により，紛失・破壊・使用・修正・開示などから保護しなければならない	第20条(安全管理措置：安全管理のために必要な措置を講じなければならない) 第21条(従業員の監督：従業員に対し必要な監督を行わなければならない) 第22条(委託先の監督：委託先に対し必要な監督を行わなければならない)
⑥公開の原則 個人データの収集の実施方針などを公開し，データの存在，利用目的，管理者などを明示しなければならない	第18条(取得に際しての利用目的の通知等：取得したときは利用目的を通知又は公表しなければならない) 第27条(保有個人データに関する事項の公表等：取得したときは利用目的を通知又は公表しなければならない)
⑦個人参加の原則 データ主体が自身に関するデータの所在および内容を確認できるようにするとともに，データ主体の異議申し立てを保証しなければならない	第28条(開示：本人の求めに応じて保有個人データを開示しなければならない) 第29条(訂正等：本人の求めに応じて訂正等を行わなければならない) 第30条(利用停止等：本人の求めに応じて利用停止等を行わなければならない)
⑧責任の原則 個人データの管理者は諸原則実施の責任を有する	第52条(苦情処理：苦情の適切かつ迅速な処理に努めなければならない)

〔日本疫学会(監修)，磯 博康，祖父江友孝(総編集)：はじめて学ぶやさしい疫学．改訂第3版，p.143，南江堂，2018年より〕

■研究実施主体ごとに適用される法律

個人情報保護については，研究実施主体によって適用される法律が異なります（表31）。所属する消防本部が主体となって研究を行う場合は「個人情報保護条例」の適用を受けることになります。

表31　研究実施主体と適用される法律

研究実施主体	適用される法律
民間事業者 （私立大学，学会，私立病院，民間企業等）	個人情報保護法
国の行政機関，国立研究所等	行政機関個人情報保護法
独立行政法人，国立大学等	独立行政法人等個人情報保護法
地方公共団体，公立大学，公立研究機関，公立医療機関等	個人情報保護条例

■救急活動データなどの利用

消防本部に蓄積されたデータを研究に使用する場合，段階を踏む必要があります。消防本部は，研究のために消防のデータを使うことに不慣れなため，高い確率で「個人情報保護」または「目的外使用」を理由にデータの利用や研究の実施を却下することが予想されます。

そうならないように，消防本部に研究の実施について問い合わせる前に，次の2つのことを確認してください。その結果を踏まえ，消防本部のしかるべき部署に，データの利用について問い合わせを行うとうまくいく場合があります（いかない場合もある）。

(1) 個人情報保護条例

市区町村の条例には必ず個人情報保護条例があります。個人情報の利用について，条例のなかではどのようなルールがあるかを確認します。通常，個人情報の利用目的が学術研究である場合の記述があるはずです（太字部分）。

【条例の例】

第○条（安全確保の措置）

第○条

　　　実施機関は，保有個人情報の漏えい，滅失又はき損の防止その他保有個人情報の適切な管理のために必要な措置を講じなければならない。

92

2 実施機関は，保有個人情報の利用目的は達成され，または保有個人情報の利用目的に係る事務が廃止された場合であって，当該保有個人情報を保有する必要がないと認めるときは，当該保有個人情報を速やかに確実な方法により廃棄し，又は消去しなければならない。ただし，歴史若しくは文化的な資料又は**学術研究用の資料として特別の管理がされるものについてはこの限りではない。**

(2) 市区町村の個人情報を扱う部署への相談

　筆者が消防職員であったとき，研究を行う前には市の行政課情報公開担当のところへ相談に行っていました。そのような部署は，市が保有する情報の取り扱いに関する専門部署であり，さまざまなアドバイスをくれるはずです。

4 利益相反

　利益相反〔Conflict of Interest（COI）〕という言葉は聞き馴れない読者も多いと思います。ここ最近，学会の発表に使用するスライドのなかにも利益相反に関する情報を開示することが求められているので，「COI」という言葉のほうが聞き馴染みがあるかもしれません。

　COIとは，外部機関との経済的な利益関係などによって，研究者の中立性や研究自体の公正性が疑われる可能性がある状態を指します。学会発表や論文投稿時にCOIを開示する目的は，あなた自身や研究が置かれている状態を示すためです。COIを開示せずに研究を行う例として，絶対に失敗しない新型静脈路確保用留置針が企業Aによって開発され，研究者Bがその新型留置針が既存の留置針よりも優れていることを主張する論文を発表したとします。研究者Bは企業Aから「研究費」として100万円を受け取っていた事実があり，そのことが論文発表後に発覚した場合，研究者Bは「企業Aにとって都合がよい結果だけを論文に載せたんじゃないの？」などと疑いの目で見られるかもしれません。――このとき，研究者の立場が中立でなかったことになります。

　上記の例で問題になるのは，100万円を受け取っていたことではなく，それを開示していなかったことです。COIで重要なことはCOIが生じることではなく，それを開示しないことです。COIが生じる場合やその可能性がある場合は，倫理審査を受けるときに申告し，倫理審査委員会の管理下で研究を行うこと（後述）と，研究結果を公表するときにCOIを開示することです。研究を行うためにはお金がかかり，事実，研究費などの支援のおかげで実施できた研究もたくさんあります。

ここでは金銭のやりとりを例にとって説明しましたが，他にも研究者の中立性が疑われる状況はあるので，注意が必要です。

　COIについての資料は，厚生労働省のウェブサイト上で閲覧できます。

　→https://www.mhlw.go.jp/stf/seisakunitsuite/bunya/hokabunya/kenkyujigyou/
　　i-kenkyu/index.html

5 倫理審査委員会

　各倫理指針により，人を対象とした多くの研究は倫理審査委員会の承認がなければ実施できません。そのため大学や医療機関などの研究機関では，研究を行う際に倫理的配慮が十分になされているかを審査する倫理審査委員会を設置しています。倫理審査委員会の承認を得ることなく，研究を行うことはルール違反になります。先ほど例示した，看護師に対する倫理的配慮の文章は，倫理審査委員会からの指摘を受けて追加したものです。研究とは，倫理審査委員会という研究倫理の専門家からの指導を受けながら行うものであることを強く認識してください。

　所属機関に倫理審査委員会がない場合は，学会で倫理審査を受けることができます。日本臨床救急医学会には「研究倫理委員会」が設置されており，学会の会員であれば倫理審査を受けることができます。また，共同研究者に大学や医療機関に所属する研究者がいれば，そちらで受けることも可能な場合があります。

Point

1. どんなに優れた研究であっても倫理を冒すことはできない。
2. 研究は研究倫理に関わる規範を順守して行う。
3. 個人情報の保護（プライバシーの保護）に努めて研究を行う。
4. 利益相反（COI）とは，研究者の中立性と研究の公平性が疑われる可能性がある状態である。
5. 研究は倫理審査委員会の承認を受けた後に開始する。

【引用・参考文献】

1) スティーブン・B. ハリー，スティーブン・R. カミング・他(著)，木原雅子，木原正博(訳)：医学的研究のデザイン．第4版－研究の質を高める疫学的アプローチ．メディカル・サイエンス・インターナショナル，2014

2) 近藤克則：研究の育て方－ゴールとプロセスの「見える化」．医学書院，2018

3) Kenneth J. Rothman(著)，矢野栄二，橋本英樹・他(訳)：ロスマンの疫学．第2版，篠原出版新社，2013

4) 中村好一：基礎から学ぶ楽しい疫学．医学書院，2002

5) 中村好一：基礎から学ぶ楽しい学会発表・論文執筆．医学書院，2013

6) 日本疫学会(監)：はじめて学ぶやさしい疫学．改訂第3版，日本疫学会標準テキスト．南江堂，2018

7) 新谷 歩：今日から使える医療統計．医学書院，2015

8) 佐藤泰憲，五所正彦：ゼロから学ぶ医薬統計教室．メジカルビュー社，2014

9) 福田耕治，津野香奈美(編著)：産業保健の複雑データを集めてまとめて伝えるワザ．メディカ出版，2018

10) ガー・レイノルズ：世界最高のプレゼン教室．日経BP社，2016

11) International Committee of Medical Journal Editors (ICMJE) Uniform Requirement for Manuscripts Submitted to Biomedical Journals：Writing and Editing for Biomedical Publication

12) Thomas A. Lang, Michelle Secic(著)，大橋靖雄，林 健一(監訳)：わかりやすい医学統計の報告－医学論文作成のためのガイドライン．第2版，中山書店，2011

13) Joshua Guetzkow, Michele Lamont, Gregoire Mallard：What is Originality in the Humanities and the Social Sciences？．American Sociological Review 69 (2)：190-212, 2004

14) 総務省消防庁：令和元年 救急・救助の現況．2019

15) 石黒 圭：この1冊できちんとかける！論文レーポートの基本．日本実業出版社，2012

16) Peter J. Hager, H. J. Scheiber：Designing & Delivering. Scientific, Technical, and Managerial Presentations.

17) 個人情報保護委員会：個人情報ハンドブック．2017

18) 日本医学会：国際雑誌編集ガイドライン．2015

19) 西脇資哲：プレゼンは「目線」で決まる．ダイヤモンド社，2015

指導救命士必携

救急隊員のための研究実践ガイドブック

定価 (本体 1,800 円＋税)

2020年10月8日　　第1版第1刷発行©

監　修	坂本哲也
	中原慎二
	市川政雄
著　者	高山祐輔
発行者	濱田耕吉
発行所	株式会社 晴れ書房
	〒102-0072　東京都千代田区飯田橋 1-7-10
	電話 03-6256-8895　FAX 03-3222-1577
	http://www.hareshobo.co.jp/
印刷・製本	三報社印刷 株式会社
表紙・カバー・本扉デザイン	株式会社 デザインコンビビア